¡POR FIN
MAMÁ
ME ENTIENDE!

MARTA SERRA

The BABY SIGN Academy.

¡POR FIN MAMÁ ME ENTIENDE!

Habla con tu bebé y transforma el llanto en palabras con la revolución del **Baby Sign Language**

Rocaeditorial •

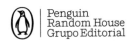

Penguin
Random House
Grupo Editorial

Primera edición: septiembre de 2024

© 2024, Marta Serra
© 2024, Roca Editorial de Libros, S. L. U.
Travessera de Gràcia, 47-49. 08021 Barcelona
© 2024, Isa Loureiro, por las ilustraciones

Printed in Spain – Impreso en España

ISBN: 978-84-10096-74-5
Depósito legal: B-11364-2024

Compuesto en Grafime, S. L.

Impreso en Unigraf
Móstoles (Madrid)

RE 9 6 7 4 5

A Jordi, Martina, Victoria y Leo

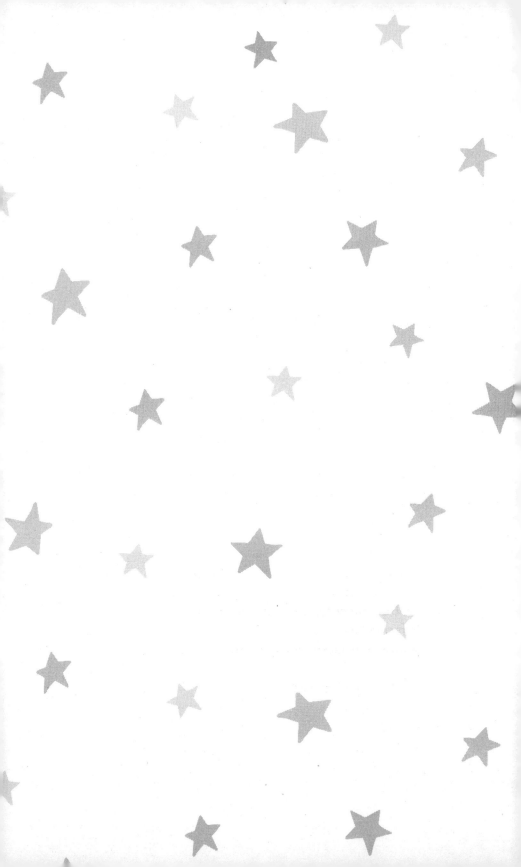

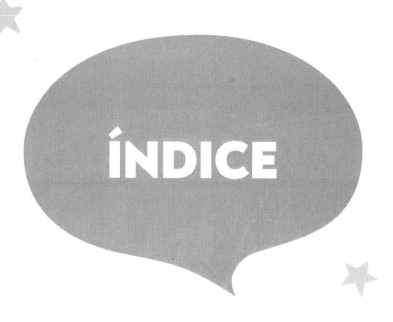

ÍNDICE

Introducción

¡Enhorabuena, familia!

Antes que nada, quiero que sepas quién está detrás de este libro, así que me presento.

Soy Marta Serra, madre de dos niñas, Martina y Victoria, y recientemente de Leo, nuestro niño, que ha vivido una parte de este libro dentro de mí y ahora pongo el punto final con él ya en mis brazos.

Soy bioquímica de formación, estudiante de posgrado de Neuroeducación, y me dedico a divulgar y enseñar a familias y centros educativos cómo comunicarse de forma temprana y potenciar el habla de los más pequeños mediante el Baby Sign Language.

Conocí esta herramienta en 2020, en plena pandemia,

pocas semanas después de convertirme en madre primeriza, y ha sido un descubrimiento que no me ha dejado de sorprender desde entonces.

¡Ding-dong!

Suena el timbre. Estoy amamantando a Martina. Ya estamos familiarizadas con la lactancia y poco a poco nos sale cada vez mejor. Seguía dolorida por la episiotomía que me habían realizado, prácticamente no podía moverme sola y el cansancio era abrumador. Un posparto en toda regla.

Era la tercera visita que recibíamos en casa y la primera que no era de familiares, sino de amigos, en este caso de mis amigas. Nos habían traído una tarta gigante de pañales y un pequeño aperitivo para no causar molestia (y, la verdad, que lo agradecimos con todo nuestro corazón). Estuvimos charlando un rato y, en una de las conversaciones, Cristina me habló del Baby Sign Language. Ni mi marido ni yo habíamos oído nunca que algo así podía existir, pero como buena madre primeriza empecé a buscar información y a leer sobre la posibilidad de que tu bebé pudiera pedirte leche sin llorar.

—Marta, ¿otro curso? —me preguntó mi marido con sorpresa y resignación al mismo tiempo.

—Sí, cariño. Si nos sale bien, nos vamos a ahorrar muchas frustraciones. Te prometo que este sí es el último.

Spoiler: no lo fue.

Después de hacer cursos de preparación al parto, cuidados

del posparto, de primeros auxilios, crianza respetuosa, sueño infantil y alimentación complementaria, volví a convencer a mi marido para hacer un curso básico y darle una oportunidad al Baby Sign.

Empezamos a enseñarle signos a Martina cuando tenía entre 7 y 8 meses. Practicamos con signos como «leche», «dormir», «agua», «pelota». Pero se acercaban los 11 meses y todavía no habíamos visto que intentara devolver ningún signo.

Era sábado por la mañana, mi cuñado se había quedado a dormir en casa y yo estaba acabando de vestir a Martina. Abrí la puerta del dormitorio para ir al salón, Martina gateaba rapidísimo y empezaba a andar sin apoyo, le encantaba ir de un lado para otro, así que, decidida, fue directamente hacia el salón. De repente vio a mi cuñado, al que no esperaba encontrar, sentado en el sofá.

—Hola, Martina, buenos días —dijo mientras oscilaba su mano haciendo el gesto común de «hola». Lo repitió varias veces intentando sacar una sonrisa a nuestro bebé y así fue.

A los pocos segundos Martina levantó su mano e imitó el mismo movimiento. Era la primera vez que la veíamos hacer este gesto, de hecho, era la primera vez que la veíamos hacer cualquier gesto y nuestra alegría fue inmensa.

En ese momento me di cuenta de que, si ella ya era capaz de decir «hola» con la mano, también podría ser capaz de realizar algún otro signo.

Y así fue, en pocos días y con 11 meses recién cumplidos, empezó a devolver un montón de signos: «agua», «pelota», «más», «terminado», «flor», «perro»… Era un no parar y a nosotros se nos caía la baba viendo que, a pesar de decir «mamá» y «papá» con su vocecita, era capaz de explicarnos muchas más cosas con sus manos. **El Baby Sign nos dio la oportunidad de compartir momentos únicos y muy gratificantes.**

Cuando Martina tenía 15 meses me quedé embarazada de Victoria. Teníamos claro que queríamos enseñarle signos, pero nos faltaba mucha información. Nos encontrábamos picoteando en diferentes lados, buscando más signos, intentando encontrar respuesta a nuestras dudas.

En este momento es donde surgió la idea de crear un espacio en el que pudiéramos encontrar respuesta a todas nuestras dudas y aprender signos de forma fácil y accesible.

Yo seguía trabajando en una multinacional del sector del gran consumo, pero paralelamente continué aprendiendo y leyendo sobre desarrollo infantil, el cerebro del bebé y, por supuesto, sobre Baby Sign.

Poco después de dar a luz a Victoria, y tras asistir a varios talleres, decidí valorar la opción de realizar un curso para profesionales y convertirme en instructora independiente de Baby Sign Language. Así que, tras mi segunda maternidad, me formé con la academia oficial y originaria de Estados

Unidos y poco después nació The Baby Sign Academy, un sitio en el que podíamos ofrecer aquello que, como padres, no habíamos encontrado para nosotros y nuestras hijas:

- **Un sitio que facilite todas las herramientas necesarias para implementar el Baby Sign en el hogar,** sin necesidad de buscar y complementar información en distintos sitios.
- Ofrecer **una formación integral a las escuelas,** para que nuestros pequeñines puedan disfrutar de todos los beneficios de esta herramienta estando en el aula, donde pasan gran parte de su día.

Ahora, a nuestra familia de cursos y herramientas, añadimos este maravilloso libro que te servirá como guía para navegar con seguridad por el mundo del Baby Sign Language. Tienes en tus manos todas las pautas, soluciones, consejos, signos y recursos para implementarlo con éxito y para fortalecer la comunicación y el vínculo con tu bebé.

Solo me queda añadir: ¡enhorabuena, familia!

Tanto si vas a recorrer este camino sola o acompañada, quiero felicitarte por embarcarte en este viaje de aprendizaje y contribución consciente a la crianza de tu bebé.

Querer entender y comunicarte mejor con tu pequeño es un acto de compromiso y de respeto a sus capacidades.

Por eso, te invito a dejar de lado lo que crees saber sobre la comunicación con los más pequeños. Olvida las suposiciones tradicionales de que los bebés deben adquirir ciertas habilidades lingüísticas antes de poder expresarse. ¿O acaso los bebés no levantan las manos cuando quieren que los cojamos en brazos?

Aquí descubrirás cómo **el Baby Sign Language no es solo una herramienta para reducir las frustraciones de la comunicación, sino una ventana fascinante al mundo interior de tu pequeñín.**

Explorarás una nueva forma de comunicación que va más allá de las palabras, entenderás los gestos de tu bebé como un medio valioso de expresión y aprenderás a responderle fomentando de esta forma su desarrollo emocional e intelectual.

Si estás listo/a para forjar un vínculo especial con tu bebé y para satisfacer no solo sus necesidades inmediatas, sino también a apoyar su desarrollo a largo plazo como una personita feliz, empática y efectivamente comunicativa, entonces este libro es para ti.

¿APRENDER A CONDUCIR SIN SABER CIRCULAR?

Seguro que recuerdas la primera vez que subiste a un coche en el asiento frente al volante y debías empezar a circular por la ciudad. Puede que ya supieras manejar el coche y hubieses tenido la suerte de conocer el cambio de marcha, el funcionamiento de los pedales, y que incluso algún familiar te hubiera dejado su coche para hacer alguna práctica fuera de la vía urbana. Pero qué diferente era eso del momento en el que saliste a plena ciudad, con más coches, motos, autobuses, rotondas, señales de tráfico, semáforos…

Seguro que te diste cuenta de que saber conducir no es suficiente para saber circular.

Es por eso que el libro se divide en dos partes, ambas igual de importantes, necesarias y complementarias:

La primera mitad del libro está pensada para que aprendas a circular, es decir, sepas contextualizar bien el Baby Sign Language. En los primeros seis capítulos encontrarás todo lo que necesitas saber para adentrarte en este mundo:

- ¿Qué necesidades tiene el bebé?
- ¿Qué favorece el desarrollo del lenguaje verbal?
- ¿El uso de signos retrasa el habla?
- ¿Lo voy a sobreestimular?

- ¿Es lo mismo que una lengua de signos?
- ¿Cuándo es mejor empezar?

Encontrarás la respuesta a estas preguntas y muchas más, para empezar con buen pie, y conocerás todas «las reglas del juego» para circular con seguridad y confianza.

La segunda mitad del libro está enfocada al aprendizaje de la conducción. Entenderás las claves que te harán triunfar en el uso de esta fantástica herramienta, encontrarás 55 signos agrupados en 4 momentos del día a día y con muchos consejos prácticos para utilizarlos a diario con tu bebé. Conocerás cómo funciona el coche para poder ponerlo en marcha y conducirlo con facilidad y certeza.

Intentar enseñar signos sin ser conocedor de una base teórica sólida se asemeja mucho a querer conducir sin conocer las señales de tráfico ni el significado de las luces de los semáforos, o a intentar montar un mueble sin leer las instrucciones. Aunque puedas intuir cómo colocar y atornillar las piezas, el resultado final podría ser diferente al esperado, acabando con un sentimiento de frustración y pensando que realmente esta herramienta no es para tu bebé.

La teoría detrás del Baby Sign Language es fundamental para conocer y entender más allá del «qué» estamos enseñando al bebé y saber «cómo» hacerlo y, a su vez, comprender realmente «por qué» funciona. **Entendiendo todo el conjunto, te resultará mucho más sencillo adaptarte a las diferentes etapas de desarrollo que transite tu bebé y aplicar** la enseñanza de signos de manera que realmente apoye su crecimiento lingüístico y cognitivo.

Espero que disfrutes del viaje, descubras una forma maravillosa de comunicarte y entender a tu bebé, y sobre todo, que os haga conectar de una forma especial y única.

1
¿POR QUÉ LOS BEBÉS LLORAN?

El tacto es el primer lenguaje
que comprendemos.

Estoy segura de que uno de los días más emocionantes y especiales que recuerdas fue ese en el que la vida te regaló a tu bebé.

Ese día en el que lo viste por primera vez y lo pudiste abrazar, acariciar, mirar incansablemente, y te diste cuenta de que todo tu mundo en pocos minutos se había transformado por completo. Tenías en tus brazos a uno de los amores de tu vida, a tu bebé.

Pero espera, este bebé no viene con un manual de instrucciones bajo el brazo...

¿Tendrá calor?, te preguntas mientras tocas su espalda para ver si hay señales de sudor. ¿Le ofrezco ya el chupete o mejor debería esperar a que la lactancia esté más establecida?, ¿habré esterilizado bien el biberón?, ¿habrá comido lo suficiente?... y, por cierto, ¿me he duchado hoy? ¡Si ya son las tres de la tarde!

Quizá hayas devorado todos los best sellers de maternidad y crianza que prometen tener las respuestas, pero ahora te encuentras cara a cara con la realidad, y la teoría era muy clara y hasta parecía fácil, pero ves que no siempre encaja con la práctica.

Y te encuentras frente a un bebé que llora todas las noches y los fantásticos masajes para los cólicos no están dando el resultado esperado.

Respira hondo, querida amiga. Lo que estás viviendo es completamente normal, y quiero que sepas que no estás sola en este viaje.

Todas hemos pasado por situaciones similares, llenas de dudas y pequeñas crisis. **Y quiero asegurarte que está bien sentirse así.** Déjame decirte que **poco a poco, con tiempo, paciencia y amor, irás encontrando tu camino. Lo estás haciendo muy bien.**

A menudo, como madres y padres, somos plenamente conscientes de los cambios y retos que hallamos en este camino. Por eso, antes de avanzar, déjame preguntarte una cosa: ¿te has parado a pensar cómo está experimentando tu bebé este viaje?

La suerte que tenemos los seres humanos cuando nacemos es que venimos equipados con un gran instinto de supervivencia y una capacidad extraordinaria para aprender y adaptarnos. Sin embargo, es importante recordar que llegamos a este mundo en un estado de vulnerabilidad única.

De hecho, no desarrollamos el sentido de la vista por completo hasta pasados unos meses, necesitamos a alguien que nos alimente, nuestro equilibrio es muy primitivo y no aprendemos a andar hasta que llevamos alrededor de un año en este mundo.

Esto es así porque la evolución ha diseñado el ciclo humano de tal manera que nacemos «sin acabar» y antes de estar completamente preparados para valernos por nosotros mismos, es decir, somos seres altriciales y gran parte de nuestro desarrollo primario se da fuera del útero materno.

Esta inmadurez es la que nos hace depender de un adulto que nos cuide y cubra nuestras necesidades básicas para sobrevivir. **Pero te anticipo que no son las únicas necesidades que tienen los bebés, ni tampoco las más importantes.**

En las décadas de 1950 y 1960, el psicólogo Harry Harlow llevó a cabo una serie de estudios utilizando macacos como sujetos. Harlow quería investigar cómo los bebés se unen y vinculan a sus madres, y para ello, ideó un experimento donde separaba algunas crías de macacos de sus madres biológicas y observaba qué ocurría en esta nueva situación de privación maternal. A estas crías no las dejaba solas, sino que para ver de forma más clara su comportamiento les ofrecía dos «madres sustitutas».

La cría podía ir con una «madre» hecha de alambre y que tenía un biberón de la que el mono podría alimentarse, o ir con otra «madre» que no proveía alimento, pero sí le daba calor, cobijo y contacto, ya que estaba hecha de tela de felpa suave.

El objetivo era poner a prueba el «amor condicionado», ya que se pensaba que las crías podrían relacionarse con sus madres principalmente por el alimento que les daban y por ser el recurso más útil durante los primeros meses de vida.

Lo sorprendente fue que, aunque la madre de alambre proveía el alimento, los monitos acudían a ella lo mínimo posible y pasaban la mayor parte de su tiempo y buscaban consuelo en la madre de felpa, especialmente en situaciones de estrés o cuando se producía un cambio inesperado en su entorno.

Estos experimentos destacaron la importancia del afecto y el contacto en las relaciones de vinculación, lo que conocemos como «apego». Se demostró que el lazo emocional y la seguridad que ofrece el contacto físico son cruciales para el desarrollo social y emocional sano, más aún que la mera satisfacción de las necesidades básicas como el hambre. Este vínculo de protección y contacto es especialmente importante durante los primeros años de vida.

Después de este fragmento, podrás deducir que las necesidades fisiológicas, como el alimento, no son las únicas que tenemos los humanos desde que nacemos. De hecho, según Rafa Guerrero, director de Darwin Psicólogos, podríamos resumirlas en cuatro:

1. **Necesidades fisiológicas**

   Son todas aquellas que se asocian con el cuidado de la propia persona y que están relacionadas con la super-vivencia individual. Por ejemplo, comer, dormir, asearse, etcétera.

   Las madres y los padres solemos cubrir muy bien estas necesidades con nuestros bebés y es instintivo alimentar a nuestros hijos cuando lloran porque hace rato que no les damos el pecho o un biberón.

2. **Necesidades cognitivas**

   Se trata de aquellas que tenemos para aprender, para sa-ciar la curiosidad, explorar e ir evolucionando hacia una versión mejorada de nosotros mismos. Y aquí nos encon-tramos con un escenario parecido al anterior: a todos nos encanta observar a nuestros pequeños cuando empiezan a agarrar objetos con las manos o cuando nos miran si pronunciamos su nombre.

3. **Necesidades sociales**

   Como habrás oído, somos seres sociales y necesitamos de los demás desde que nacemos. Buscamos el contac-to, la comunicación, compartimos ideas, vivencias, y nos encanta cuando nuestros bebés nos dan una piedra del parque o una hoja del suelo para compartir su experiencia con nosotros.

4. Necesidades afectivas o emocionales

Las tenemos desde que nacemos y nos acompañan a lo largo de toda la vida. Junto con el mundo de la alimentación y el sueño del bebé, son las necesidades con mayor número de mitos y malas praxis. Son igual de importantes que las demás y de las que más cojeamos; si no fuera así, no tendríamos a más de un 40 por ciento de la población mundial con algún tipo de apego inseguro.

Tienes como ejemplos poner límites, atender el llanto, dar protección, mirar de forma incondicional, dar una narrativa y un contexto a las situaciones desconocidas a las que se enfrentan nuestros pequeños, validar sus emociones, acompañar con la presencia, etcétera.

Todos necesitamos sentirnos y estar en equilibrio, en calma, en un estado en el que tengamos nuestras necesidades básicas cubiertas. Sin embargo, cuando sentimos miedo, cuando tenemos hambre o cuando nos damos un golpe en la pierna, se rompe este equilibrio, surgen distintas necesidades, y debemos emplear una serie de herramientas y acciones para restablecer el estado de equilibrio en el que nos encontrábamos.

Mientras los adultos tenemos la capacidad de gestionar estas situaciones (generalmente por nosotros mismos) y autorregularnos solos, **el bebé depende y necesita a sus cuidadores para que lo ayuden a regularse.** De esta forma y gracias a la heterorregulación que ejerce el adulto, el bebé puede volver a un estado de calma. Esto se debe a que las estructuras cerebrales que permiten la autorregulación, como la corteza prefrontal, están en proceso de desarrollo y son totalmente inmaduras.

Recuerda que **cuanto más pequeño sea el bebé, más inmaduro y más dependiente será de nuestra atención plena y nuestra presencia.** Y, al contrario de lo que se pueda intuir, a más presencia, a más atención, a mayor disponibilidad y a mayor capacidad para responder a las necesidades del bebé, mejor va a desarrollar (entre otras) su inteligencia emocional, su resiliencia, su autonomía y su confianza.

> **La manera en que el adulto responde a las necesidades del bebé tiene una relación directa con el tipo de vínculo afectivo o de apego.**

El tipo de apego que desarrollará el bebé es un factor crucial a la hora de entender su entorno y las relaciones, así como de desarrollar su mundo emocional y su comportamiento a la hora de enfrentarse a distintas situaciones. De hecho, **cuando el bebé cumple los 7 meses ya podemos**

observar el tipo de vínculo que ha desarrollado y, a pesar de que podamos trabajar y modificar el tipo de apego desarrollado, la infancia es la etapa de mayor impacto.

Por ello, cubrir las necesidades del bebé le permitirá crecer y desarrollarse de forma plena y sana, y pasar de ser inmaduro y dependiente a ser autónomo y seguro.

Pero... ¿cómo voy a saber cuándo el bebé necesita que lo atienda? Muy fácil, te lo dirá llorando.

El llanto, más que un simple sonido, es una herramienta evolutivamente diseñada para la supervivencia. El bebé utiliza el llanto como su principal medio de comunicación, porque es la forma más efectiva que tiene para asegurar que sus necesidades serán cubiertas. Podría dar palmadas o hacer otro ruido, pero no, solamente sabe llorar, desde el día que nace, y además sin que nadie se lo haya enseñado. Y es que el bebé no tiene otra forma de comunicarse y de asegurar que lo vemos, que lo escuchamos, que lo atendemos y, por lo tanto, de asegurar su propia supervivencia.

En este contexto, **responder a los llantos del bebé no solo cubre una necesidad básica inmediata, sino que también le enseña que su entorno es seguro y predecible,** fomentando un marco de confianza en el que podrá desarrollarse de forma sana y plena.

Esta etapa no solamente atañe al recién nacido, sino que el bebé sigue la misma dinámica durante varios meses.

Alrededor de los 8 meses, el bebé comienza a explorar y adoptar otras formas de comunicarse, que son complementarias al llanto y principalmente hacen referencia a la gestualidad. Esto es crucial, ya que **los gestos empezarán a jugar un rol fundamental en la forma de interactuar del bebé con quienes lo rodean.**

Los gestos, ya sean signos, gestos comunes o el hecho de señalar con el dedo, serán parte del desarrollo de la comunicación.

Por ello el Baby Sign Language es una herramienta de gran valor tanto para el bebé como para el adulto. Este método ofrece un amplio abanico de signos asociados a palabras que serán una forma rica para conectar con sus figuras principales de apego. Los gestos y los signos que le enseñemos al bebé se irán desarrollando e incorporando en su comunicación diaria en función de su propio proceso evolutivo y lo mejor es que le permitirán expresarse con mayor exactitud que el llanto.

Aprender signos específicos para distintas necesidades permite al bebé expresarse de manera más precisa antes de que pueda pronunciar sus primeras palabras o mientras desarrolla el habla. Esta capacidad no solo ofrece herramientas para potenciar la seguridad y reducir frustraciones, sino que también fortalece los lazos afectivos con sus cuidadores principales y, a su vez, ofrece una mayor estimulación cognitiva y del lenguaje.

2

HITOS DEL DESARROLLO: QUÉ ES Y QUÉ NO ES NORMAL

El desarrollo del niño es un proceso dinámico
que abarca la interacción continua
entre el niño y su entorno.

Urie Bronfenbrenner

Es sábado por la tarde, hace solecito y tenéis ganas de salir, así que os vais al parque. A vuestro lado, un grupo de padres y madres conversan animadamente mientras sus pequeños exploran su entorno y juegan. De repente, uno de los niños, con una determinación digna de un pequeño explorador, decide que es el momento perfecto para dar sus primeros pasos. El parque entero parece contener la respiración, sobre todo su padre, mientras el niño avanza tambaleante. Al lograr dar tres pasos seguidos, el aire se llena de aplausos y risas. El padre no contiene la emoción: «¡Muy bien, pequeñín! —Y sorprendido, añade—: ¡Caray, no sabía que empezarías a andar tan pronto! Acabas de cumplir 11 meses y solamente habías dado algún pasito agarrado al sofá».

Un par de madres se unen a la conversación: «El mío empezó muy tarde, hasta los 16 meses no se aguantaba solo». Mientras, la otra también comenta: «Anda, pues el mío a los 12 meses empezó a dar sus primeros pasos».

Bienvenidos al fascinante mundo de los hitos del desarrollo, esos momentos de «¡ajá!» y de orgullo indescriptible que todos los padres y madres celebramos casi como una fiesta de cumpleaños. Aunque, seamos sinceros, lo que puede ser uno de los momentos más esperados también puede convertirse en una innumerable fuente de dudas y consultas al pediatra. ¿Es normal que aún no haya dicho mamá?, ¿se debería aguantar sentado sin apoyo?, y un sinfín de dudas que surgen, sobre todo cuando vemos a otros bebés de edades similares que ya han conquistado alguno de estos logros.

Cada uno de los hitos del desarrollo son como pequeñas luces en el camino que nos indican cómo nuestros pequeños están creciendo y aprendiendo a interactuar con el mundo que los rodea. Cada uno de estos momentos, desde levantar la cabeza por primera vez hasta dar esos temblorosos primeros pasos, son más que simples actos físicos; son ventanas a su desarrollo emocional, social y cognitivo. Estas señales nos ayudan a comprender mejor a nuestros bebés y a asegurarnos de que están avanzando a un buen ritmo y, al mismo tiempo, estar atentos por si necesitan un apoyo extra en cualquier área específica.

Este capítulo está pensado para ser tu brújula en esta aventura, porque los primeros tres años de tu bebé van a ser una de las expediciones más extraordinarias que jamás hayas emprendido. Es una etapa crucial, llena de nuevas habilidades y pequeñas conquistas, aunque a su vez llena de dudas, y por eso nos sumergiremos juntos en esta travesía.

Desde los primeros movimientos hasta las primeras palabras, pasando por la interacción social y la comprensión del entorno, entenderemos qué esperar y cuándo.

Mientras nos adentramos en este viaje, recuerda: cada paso, cada avance es una celebración del increíble potencial que reside en tu pequeñín. Comparte cada momento, vive cada descubrimiento y prepárate para ser testigo de cómo tu bebé despliega sus alas en este vuelo hacia el crecimiento.

Según la Asociación Americana de Pediatría (AAP) y los Centros para el control y Prevención de enfermedades (CDC), podemos clasificar los hitos del desarrollo en cuatro grupos:

Hitos socioemocionales. Se centran en la forma que los niños entienden y gestionan sus relaciones y emociones con los demás. Un bebé que sonríe o se ríe como respuesta a las carantoñas de sus padres está mostrando los primeros indicios de conexión social. A medida que crecen, observarás cómo un niño de dos años trata de consolar a un amigo que llora, demostrando que mejora su empatía y comprensión de los sentimientos ajenos.

Hitos cognitivos. Engloban aspectos como el aprendizaje, la memoria, la solución de problemas y la capacidad para tomar decisiones. Por ejemplo, cuando un bebé de 8 meses busca un juguete que hemos ocultado o un niño de tres años consigue completar un puzle.

Hitos del desarrollo físico y motor. Incluyen la adquisición de habilidades motoras gruesas y finas. Cada una abarca un conjunto específico de destrezas que el bebé irá adquiriendo y mejorando.

La motricidad gruesa se refiere a los movimientos controlados por los músculos grandes del cuerpo e incluyen acciones como sostener la cabeza, gatear, caminar, correr o mantener el equilibrio.

La motricidad fina implica los movimientos más precisos realizados con los músculos pequeños, especialmente los de las manos y los dedos. Es esencial para aprender a agarrar el lápiz, a dibujar, escribir, abrocharse los botones o manipular objetos pequeños.

Hitos del lenguaje y la comunicación. Se refieren a la capacidad del niño para entender y comunicar deseos, necesidades, pensamientos y emociones. Empieza con el primer balbuceo, el primer gesto y las primeras palabras, que más adelante conformarán frases para expresarse de manera más compleja y eficaz.

A continuación encontrarás los hitos del desarrollo en función de la edad del bebé, excepto los hitos del lenguaje y la comunicación, que están explicados con más detalle por separado.

Antes de entrar en tablas, números y datos, déjame contarte una cosa: todos estos datos son orientativos, no los uses como diagnóstico y tampoco te agobies si hay alguna de las características que correspondan a su edad que aún no haya conseguido. Míralos con ojos de admiración por todo lo que va a conseguir tu pequeñín y viendo los hitos con perspectiva y a grandes líneas.

Te recomiendo que no te quedes en el detalle, sino en la evolución general, y, siempre que tengas dudas, lo mejor que puedes hacer es consultarlas con tu pediatra, es el más indicado para valorar a tu bebé y realizar una exploración rigurosa de todas las áreas que crea necesarias.

2-4 MESES	
Hitos socioemocionales	• Se calma cuando le hablamos o lo sostenemos en brazos
	• Nos mira a la cara
	• Sonríe cuando le sonreímos
	• Empieza a reírse cuando tratamos de hacerle reír

Hitos cognitivos	• Nos mira si nos movemos • Fija su mirada algunos segundos (en un juguete, por ejemplo) • Empieza a mirar sus manos con interés
Hitos del desarrollo físico y motor	• Aguanta su cabeza cuando está boca abajo en el suelo y cuando lo sostenemos en brazos • Mueve ambos brazos y piernas • Empieza a abrir y cerrar las manos • Aguanta algún objeto con las manos • Se lleva las manos a la boca

4-6 MESES	
Hitos socioemocionales	• Reconoce a personas conocidas • Le gusta mirarse al espejo • Se ríe
Hitos cognitivos	• Se lleva objetos a la boca para explorarlos • Agarra el objeto o juguete que desea • Cierra la boca cuando no quiere más comida

Hitos del desarrollo físico y motor	• Sabe girarse y pasar de estar boca abajo a boca arriba • Se sostiene con los brazos cuando está boca abajo • Usa las manos para aguantarse cuando está sentado

6-9 MESES	
Hitos socioemocionales	• Puede sentir vergüenza o inseguridad cuando hay alguien extraño • Muestra distintas expresiones faciales, como alegría, tristeza o enfado • Reacciona a su nombre • Sonríe o se ríe cuando jugamos al cucutrás
Hitos cognitivos	• Busca un objeto cuando este se cae o está fuera de su campo visual, por ejemplo, la pelota • Golpea dos objetos entre ellos
Hitos del desarrollo físico y motor	• Se sienta sin ayuda y sin apoyo • Cambia de mano el mismo objeto • Usa las manos para llevarse comida a la boca

9-12 MESES	
Hitos socioemocionales	• Juega con el adulto, por ejemplo, a dar palmadas
Hitos cognitivos	• Pone un objeto dentro de un recipiente, por ejemplo, un bloque de juguete en una caja • Busca un objeto cuando el adulto lo esconde, como un juguete debajo de un trapo
Hitos del desarrollo físico y motor	• Se agarra a algo para levantarse • Camina agarrado a un mueble • Bebe de un vaso sin tapa con la ayuda de un adulto • Sabe utilizar la pinza, por ejemplo, agarra un trozo de comida usando los dedos índice y pulgar

12-18 MESES	
Hitos socioemocionales	• Imita a otros niños • Enseña al adulto algún objeto de su interés o lo señala con el dedo • Aplaude cuando está contento • Colabora para vestirse, por ejemplo, estirando el brazo por la manga del jersey

Hitos cognitivos	• Imita al adulto en tareas como barrer con una escoba • Juega con juguetes de forma sencilla, juega a beber de una taza, empuja un carrito...
Hitos del desarrollo físico y motor	• Sabe andar sin ayuda • Hace garabatos • Bebe solo de un vaso sin tapa aunque a veces derrame un poco de agua • Intenta usar una cuchara para comer • Puede subirse y bajarse de un sofá o una silla sin ayuda

18-24 MESES	
Hitos socioemocionales	• Se da cuenta cuando alguien se ha hecho daño o llora • Mira al adulto para ver su reacción ante una situación nueva
Hitos cognitivos	• Sostiene un objeto con una mano mientras usa la otra, por ejemplo, aguanta un vaso para quitarle la tapa • Usa botones o interruptores de un juguete

	• Juega con más de un juguete a la vez, por ejemplo, pone comida de juguete en un plato de juguete
Hitos del desarrollo físico y motor	• Sabe chutar una pelota • Corre • Sabe subir escaleras • Come bien con la cuchara

24-30 MESES	
Hitos socioemocionales	• Juega cerca o con otros niños • Dice «Mira» para enseñarle al adulto algo que ha hecho • Sigue rutinas sencillas, como recoger sin ayuda sus juguetes
Hitos cognitivos	• Usa objetos para jugar o imitar, por ejemplo, usa un bloque para «alimentar» a una muñeca • Resuelve problemas sencillos, por ejemplo, acerca un taburete para alcanzar un objeto • Sigue instrucciones de dos pasos, como «Deja el juguete encima de la mesa y cierra la puerta» • Sabe distinguir al menos un color

Hitos del desarrollo físico y motor	• Usa las manos para girar objetos, por ejemplo, desenrosca tapas o gira la manija de la puerta • Se quita algunas prendas de vestir sin ayuda • Salta levantando los dos pies • Pasa páginas de un libro él solo mientras el adulto lee

30-36 MESES	
Hitos socioemocionales	• Se calma a los 10 minutos cuando el adulto de referencia no está, como por ejemplo al dejarlo en la escuela infantil • Juega con otros niños
Hitos cognitivos	• Dibuja un círculo si el adulto se lo enseña • Evita tocar objetos calientes cuando el adulto le avisa
Hitos del desarrollo físico y motor	• Hila objetos como macarrones • Sabe ponerse una chaqueta o unos pantalones holgados sin ayuda • Usa bien el tenedor

HITOS DEL LENGUAJE
Y LA COMUNICACIÓN

Si los hitos del desarrollo son luces en el camino, los hitos del lenguaje son verdaderos faros que iluminan la capacidad del niño para expresar sus pensamientos, deseos y emociones. **El lenguaje es el puente que conecta el mundo interior del bebé con el universo que lo rodea,** permitiéndole no solo pedir su juguete favorito, sino también compartir sus deseos, sus alegrías y, por supuesto, sus pequeñas frustraciones.

A través del lenguaje, los niños aprenden a construir relaciones, a resolver problemas y a comprender conceptos complejos.

Déjame contarte que, desde el momento en que tu bebé nace, ya sabe distinguir los patrones de su lengua materna y sabe diferenciarlos del sonido de una ambulancia, del ladrido de un perro o de un idioma muy distinto. Esto ocurre así porque la capacidad auditiva empieza a ser funcional dentro del vientre materno y, por este mismo motivo, cuando escucha la voz de la madre, se calma con más facilidad. A pesar de esto, la comprensión del significado de las palabras viene un poquito más tarde.

Desde los primeros días de vida tu bebé está rodeado de un constante flujo de sonidos, risas, música y palabras. Sin manual de instrucciones ni clases formales, el bebé comienza a absorber estos sonidos, aprende a distinguir entre ellos y, poco a poco, les va dando sentido. **Esta comprensión de las palabras que el bebé irá desarrollando es lo que se conoce como «lenguaje receptivo».**

Por ejemplo: imagina que estás jugando con tu bebé a «¿Dónde está mamá / papá?». Te tapas el rostro con las manos y luego descubres tu cara rápidamente diciendo: «¡Aquí estoy!». Al principio, tu bebé te mirará con curiosidad, pero al poco tiempo comenzará a anticipar el momento en el que revelas tu rostro, sonriendo o incluso riéndose antes de que digas: «¡Aquí estoy!». Esta anticipación nos indica que tu bebé no solo reconoce tu voz y tu rostro, sino que también entiende el juego y espera el momento de sorpresa, demostrando así un aspecto clave del lenguaje receptivo: la capacidad de seguir una secuencia y prever un evento basado en pistas verbales y gestuales.

Justo en el momento en que te sorprende lo rápido que tu bebé aprende a anticipar y comprender, empiezas a presenciar otra maravilla: su incursión en el mundo del lenguaje expresivo. Si el lenguaje receptivo involucra absorber y entender, el lenguaje expresivo devuelve al mundo un poco de esa magia.

Hay un día en el que tu pequeñín intenta alcanzar su juguete favorito o necesita que lo cojas en brazos. Al principio puede que llore o intente señalar el juguete con algunos sonidos incomprensibles. Pero pronto esos intentos se transformarán en gestos más definidos, empezará a señalar su juguete favorito o levantará las manos para que lo cojas en brazos acompañado de un «¡Ma!» o «¡Eh!».

Esos primeros sonidos y gestos son los precursores de sus primeras palabras, y de frases que vendrán con el tiempo.

Seguramente intuyas que los gestos y los signos forman parte del lenguaje expresivo, y que, de forma natural, hacen todos los bebés para comunicar sus pensamientos, necesidades y curiosidades.

De hecho, los bebés entienden muchas palabras antes de poder expresarlas, por ejemplo, un bebé de 13 meses puede que solo sea capaz de decir verbalmente «mamá», «papá» y «agua» pero, en cambio, cuando le preguntamos «¿Dónde está tu nariz?», enseguida la señala con su dedo, y no esperaríamos que nos dijera «Está en medio de mi cara» o «Está debajo de los ojos y encima de la boca», esto es propio de un niño de 3 o 4 años.

En este vacío que existe entre la gran velocidad con la que avanza el lenguaje comprensivo y lo que tarda en arrancar el lenguaje expresivo es donde se generan las grandes frustraciones de los niños. «Quiero decir algo, pero no consigo que mamá o papá lo entiendan».

En este contexto el Baby Sign Language es un complemento perfecto para ofrecer un amplio abanico de signos y, por lo tanto, de vocabulario, que permitirán al bebé expresar con gestos sencillos todas aquellas palabras que su aparato fonador no es capaz de reproducir todavía.

A continuación encontrarás los hitos más importantes del desarrollo del lenguaje y la comunicación:

3-6 MESES	
Lenguaje receptivo	**Lenguaje expresivo**
• Mira la cara de la persona que habla • Gira la cabeza hacia la fuente de sonido • Empieza a entender gestos o signos	• Gorjea «agú», «aaah» • Intenta imitar sonidos o expresiones faciales • Puede hacer burbujas con la boca • Empieza a reírse

6-9 MESES	
Lenguaje receptivo	**Lenguaje expresivo**
• Reconoce palabras con la mirada • Mira objetos o a familiares cuando los nombramos • Responde al «no» • Entiende gestos y signos	• Juega con vocales • Empieza a balbucear (m, p, b, t, g) • Intenta imitar gestos y signos • Intenta reproducir el sonido de algunas palabras

9-12 MESES	
Lenguaje receptivo	**Lenguaje expresivo**
• Responde a «Ven aquí» • Busca objetos que se han caído o hemos escondido • Entiende instrucciones sencillas con gestos o signos • Le da al adulto un objeto cuando se lo pide • Responde a preguntas sencillas como «¿Dónde está papá?»	• Hace sonidos como «mamamama» o «babababa» • Se dan las primeras conductas comunicativas intencionales • Levanta los brazos para que lo cojan. Y usa gestos o signos para pedir objetos, acciones, atención o interacción social • Es capaz de devolver gestos y signos • Aplaude o dice que no con la cabeza • Dice «hola» o «adiós» con la mano • Puede empezar a decir alguna palabra al ir a cumplir un año («mamá», «papá») • Le gusta jugar al cucutrás o escuchar música • Grita para llamar la atención

12-18 MESES

Lenguaje receptivo	Lenguaje expresivo
• Sigue instrucciones sencillas de un paso, por ejemplo, «Ve a buscar los zapatos» • Sigue instrucciones verbales de un paso sin hacerle gestos o signos, por ejemplo, «Siéntate». • Identifica 1-3 partes del cuerpo • Identifica 2 o más objetos en un cuento • Imita el «juego simbólico» como alimentar una muñeca • Puede jugar con más de un juguete a la vez para complementar el juego, por ejemplo, usa un plato y pone comida o llena un vaso con la jarra	• Dice «Mamá» o «Papá» • Imita palabras • Responde a preguntas «qué» sencillas, como «¿Qué animal es?» • Aplaude cuando algo le gusta • Dice «no» con la cabeza cuando algo no le gusta o le molesta • Señala objetos de su interés • Reproduce algunos sonidos de animales • Dice entre 10-50 palabras al llegar a los 18 meses • Puede hacer más de 50 signos a los 18 meses

18-24 MESES	
Lenguaje receptivo	**Lenguaje expresivo**
• Sigue instrucciones que implican conceptos espaciales, por ejemplo, «Ponlo dentro de la caja» • Responde a preguntas de «sí» o «no» • Entiende verbos como «comer» o «dormir» • Sigue instrucciones con o sin gestos o signos • Escucha cuentos sencillos durante la hora de lectura • Imita el comportamiento o los gestos de los demás	• Dice al menos 10 palabras a los 18 meses y puede decir hasta 300 a los 24 meses • Dice al menos dos palabras juntas, como «Más leche» • Nombra objetos familiares • Dice su propio nombre • El adulto entiende, al menos, un 30 por ciento de sus palabras verbales. • Señala o dice cosas que aparecen en los cuentos cuando el adulto pregunta «¿Dónde está la vaca?» • Pregunta «¿Qué es esto?» a los 24 meses • Imita palabras de forma más clara • Puede hacer más de 150 signos

24-30 MESES	
Lenguaje receptivo	**Lenguaje expresivo**
• Escucha un cuento de cinco minutos • Sigue instrucciones de dos pasos • Identifica acciones en una imagen • Entiende los pronombres «yo» y «tú» • Entiende cantidades como «uno» o «todo» • Señala claramente los objetos que nombramos en un cuento	• A los 24 meses dice un mínimo de 50 palabras y hasta 500 alrededor de los 30 meses • Empieza a usar el plural • Usa algún pronombre como «yo» o adjetivo como «mío» • Combina 2 o 3 palabras juntas. • El adulto entiende, al menos, la mitad de sus palabras • Responde a preguntas que involucran el «qué» y el «dónde» • Empieza a hacer preguntas que involucran el «qué» y el «dónde»

30-36 MESES	
Lenguaje receptivo	**Lenguaje expresivo**
• Escucha un cuento de diez a quince minutos • Sigue instrucciones de 2-3 pasos • Entiende los adjetivos «grande / pequeño» • Entiende la mayoría de los pronombres • Señala 10 objetos cuando los describimos por su uso («¿Cuál nos podemos comer?»)	• Usa entre 250 palabras y 1000 a los 36 meses • Empieza a usar verbos en pasado • Usa varios pronombres • Combina 3 palabras juntas • Sabe expresar emociones de forma verbal • El adulto entiende, al menos, el 70 por ciento de sus palabras. • Sabe nombrar a la mayoría de las personas u objetos familiares • Usa los interrogativos «por qué», «cómo», «cuándo» o «de quién» • Puede mantener una conversación muy sencilla a los 36 meses

¿QUÉ FAVORECE Y QUÉ PERJUDICA EL DESARROLLO DEL LENGUAJE?

Como en toda buena receta, hay ingredientes y condiciones que hacen que el pastel suba, y otros…, bueno, digamos que no ayudan tanto.

Vamos a explorar qué estrategias puedes seguir para potenciar el habla de tu bebé, recomendaciones para expandir su lenguaje verbal, y qué piedras tenemos que apartar del camino para no entorpecer su desarrollo.

Lo que sí

1. Confidencias con tu miniyó

Aunque parezca que estás haciendo un monólogo sobre la última temporada de tu serie favorita, hablarle a tu bebé sobre cualquier cosa, incluso si parece que no te entiende, es esencial.

El flujo constante de palabras y frases no solo enriquece su entorno lingüístico, sino que también estimula las áreas del cerebro responsables del procesamiento del lenguaje. De hecho, la cantidad de palabras que escucha un bebé de forma diaria está directamente relacionada con su desarrollo lingüístico futuro y, además, la exposición temprana al lenguaje predice mejores habilidades verbales en etapas posteriores.

2. Canta como si nadie te escuchara

La música y las canciones son herramientas muy potentes para el cerebro. Las melodías, ritmos y rimas en las canciones ayudan a los niños a discriminar sonidos y estructuras lingüísticas, fundamentales para el aprendizaje de nuevas palabras y frases. Además, no solo mejoran las habilidades lingüísticas, también potencian las habilidades cognitivas, incluyendo la memoria y la atención.

3. Lecturas antes de dormir

Leer juntos no solo es un momento especial de vinculación, sino que también expone a tu bebé a un vocabulario rico y a estructuras gramaticales complejas, fomentando su comprensión y expresión lingüística. Además, los cuentos son fantásticos para aprender nuevos conceptos y, a su vez, estimulan su imaginación y pensamiento crítico, componentes clave en el desarrollo cognitivo.

4. Baby Sign Language

Cuando incorporamos signos a los tres puntos anteriores, jugamos en otra liga. Acompañar las palabras con signos facilita la comunicación antes de que el habla esté plenamente desarrollada, reduciendo la frustración y fomentando una mayor interacción bidireccional. Además, la ciencia respalda que puede potenciar el desarrollo lingüístico, ofreciendo a tu pequeñín una forma de expresarse y entender el mundo.

El uso de signos o gestos, como habrás visto en los hitos del desarrollo, es algo que se da de forma natural en todos los bebés, y ampliando su vocabulario gestual, potenciaremos la adquisición temprana de nuevas palabras, aunque esto lo veremos con más detalle en el siguiente capítulo.

Estrategias para expandir el lenguaje

Introducir y reforzar nuevas palabras en el vocabulario de un bebé puede ser un juego emocionante tanto para el bebé como para mamá y papá. Por eso te facilito dos estrategias efectivas que puedes usar para enriquecer el lenguaje de tu bebé combinando el uso de palabras verbales y sus signos correspondientes de Baby Sign Language.

Estas técnicas no solo potencian y acompañan la adquisición de nuevo vocabulario, sino que también crean un entorno de aprendizaje más integrador y divertido.

1. Habla paralela

Consiste en narrar en voz alta y describir las acciones que hace el bebé en tiempo real, como si se tratara de una representación de lo que está ocurriendo. Este método lo ayudará a asociar palabras específicas con sus respectivos significados. Si nuestro bebé aún no ha empezado a devolver signos, podemos introducirlos mediante el habla paralela.

EJEMPLO CON EL SIGNO «COMIDA / COMER»

Estáis en la cocina, el bebé (lo llamaremos Álex) sentado en la trona y tú enfrente. Podrías utilizar el habla paralela para describir lo que está ocurriendo reforzando el signo «comer» y expandiendo el vocabulario asociado a esta actividad.

Mientras Álex agarra un trozo de comida, podrías decir: «Álex está comiendo», acompañado del signo. Si ves que le gusta, añade: «Qué rica está la comida», ayudándolo a asociar el sabor agradable con la experiencia de comer.

Cuando observes que ha terminado de comer, ya sea porque se ha acabado lo que había en el plato o porque hace alguna señal evidente de saciedad, puedes explicarle: «Veo que ya has terminado de comer».

Utilizar el habla paralela es muy sencillo y se puede aplicar en casi cualquier contexto: siguiendo con la rutina de la hora de comer, puedes comentar las acciones del bebé, sus reacciones a diferentes alimentos o explicar el proceso que sigues a la hora de preparar cualquier plato. Y acompañando las palabras clave con su signo correspondiente, cada momento será una oportunidad fantástica de aprendizaje activo y participativo.

Integrar el habla paralela de forma cotidiana fomenta un entorno rico en lenguaje, que no solo ayudará al bebé a desarrollar la comunicación, sino que nutrirá su mundo perceptivo, emocional y cognitivo.

Podemos utilizar el habla paralela para corregir positivamente el uso de signos o palabras verbales que el bebé utilice de forma inexacta o errónea. El error no es negativo; al contrario, es necesario para dirigir y orientar nuestra atención y afianzar de forma correcta el aprendizaje. La penalización o la presión para corregir el error desencadenará una aversión por el aprendizaje, así que la corrección positiva es esencial.

Por ejemplo, si nos indica que «ha terminado» pero vuelve a llevarse un trozo de plátano a la boca, en lugar de decir: «¿Me acabas de decir que has terminado y coges otro trozo? Así no es. Si quieres más, tienes que colocar tus manos de esta forma» (mientras enseñamos el signo más), es mucho mejor que digas: «Oh, creo que quieres más plátano», «¡Qué rico el plátano! Ya veo que querías más».

Así estamos reforzando el signo «más» y subrayando la diferencia entre «terminado» y «más» de una forma positiva.

Al observar una pequeña discrepancia entre lo que el bebé intenta comunicar y sus acciones, como en el ejemplo del plátano, el habla paralela nos permite guiar al bebé. No se trata solo de una mera corrección, sino de una oportunidad para expandir su comprensión y asociación de palabras y conceptos de una forma natural y sin juicio.

Además la interacción positiva crea un diálogo vital para

un mejor desarrollo del lenguaje fomentando su autonomía y motivación para seguir explorando la forma de comunicar sus deseos. Encontrarás más información sobre la corrección de signos en el capítulo 7.

2. Expansión +1

Consiste en añadir una o dos palabras al nivel actual que tiene el bebé para dar más sentido al significado de las palabras expandiendo su vocabulario verbal y signado. De esta forma ampliaremos de manera natural la estructura de sus expresiones enriqueciendo su vocabulario.

EJEMPLO CON EL SIGNO «PERRO»

Dando un paseo por la calle, ves que se acerca un perro con su dueño. Álex, contento, lo ve y hace el signo «perro».

En lugar de decirle: «Sí, un perro», y seguir paseando, podemos aplicar la estrategia de expansión+1 para formar una frase más completa, cómo: «Sí, un perro. Es muy grande y está paseando, como nosotros».

Este método es perfecto para complementarlo con el uso del Baby Sign Language por dos motivos. El primero, porque ampliamos información sobre un tema que resulta de interés para el bebé. Al describir o hablar con más detalle sobre un elemento que ha captado su atención, enriquecemos su vocabulario a la vez que fomentamos su curiosidad.

Y el segundo, porque proporcionamos un refuerzo visual que ayuda al bebé a recordar las palabras nuevas y a entender mejor su significado. De esta forma puede hacer asociaciones más claras entre el objeto o acción y la palabra correspondiente facilitando una mejor retención de la información. La combinación del habla y los signos potencia sus habilidades de memoria y atención, claves para adquirir nuevos conocimientos.

Momentos para implementar la expansión+1 en el día a día

- **Mientras jugamos.** Si el bebé utiliza el signo «pelota» mientras juega, puedes responder: «Sí, es una pelota. Es una pelota roja. ¿Quieres que la lancemos?».
- **Durante la comida.** Si el bebé hace el signo «manzana», podemos expandir con: «Sí, es una manzana, y es muy pequeña. La podemos lavar con agua antes de comerla».
- **Mientras leemos un libro.** Si señala o hace el signo de «árbol», puedes añadir: «Sí, es un árbol y está lleno de flores».

Al pronunciar palabras adicionales a las frases del bebé, ayudaremos a ampliar su vocabulario y a que forme asociaciones y relaciones entre distintos conceptos, como colores, tamaños u otros elementos. Además esta estrategia enseña estructuras gramaticales más complejas de manera intuitiva y natural, lo que en un futuro le será de gran ayuda a la hora de construir y formar frases por sí mismo.

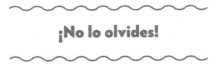

¡No lo olvides!

Intenta hablar a tu peque mirándolo a los ojos; el contacto visual es lo que más ayuda en el desarrollo del habla. Verás cómo tu bebé se fija en el movimiento de tu boca, y no olvides acompañarlo con los signos correspondientes para facilitar la comprensión y asociación del concepto con la palabra. Así podrá expresarse mientras aprende a hablar.

Lo que _no_ hay que hacer

1. Maratón de pantallas

No es ninguna novedad que te cuente que la exposición temprana a pantallas está totalmente desaconsejada. Diversos estudios han mostrado que puede interferir en el desarrollo lingüístico y social, especialmente en etapas críticas de crecimiento.

La exposición a pantallas suele ser una actividad pasiva que no implica la misma riqueza de estímulos sensoriales, sociales y lingüísticos que las interacciones humanas directas. Estas son cruciales para el desarrollo cerebral durante las etapas de alta plasticidad, especialmente en la primera infancia y principalmente de los 0 a los 3 años. Los niños necesitan una variedad de estímulos que las pantallas no pueden proporcionar, y esto afecta al desarrollo cognitivo y socioemocional.

Es importante recordar que la interacción cara a cara es vital para el aprendizaje y desarrollo emocional, ya que proporciona una retroalimentación inmediata y personal que las pantallas no pueden replicar. Además la comunicación directa con otras personas estimula las áreas del cerebro encargadas del lenguaje, como el área de Broca (responsable de la producción del habla) o el área de Wernicke (fundamental en la comprensión del lenguaje), y fortalece las habilidades sociales a través de la respuesta adaptativa y la interacción social.

Por lo tanto, **se recomienda evitar la exposición a pantallas antes de los 3 años** y fomentar el juego libre, la lectura y actividades que impliquen interacción y comunicación personal para promover un desarrollo saludable en los niños.

2. El silencio

En contra de la creencia popular de que el silencio es necesario para la concentración y el aprendizaje, la neurociencia nos dice que para desarrollar de forma temprana el lenguaje, es necesario un entorno rico en estímulos lingüísticos.

La exposición a una diversidad de sonidos, palabras y estructuras gramaticales activa distintas áreas del cerebro que son fundamentales para el procesamiento y la producción del lenguaje. Está demostrado que los niños expuestos a más conversaciones en casa muestran una mayor actividad en las áreas del cerebro relacionadas con la comprensión verbal y el procesamiento del lenguaje.

Por lo tanto, llenar el ambiente de tu bebé con diálogos, música y lecturas contribuye significativamente a su mapa neural del lenguaje, facilitando el camino hacia la adquisición y el desarrollo de habilidades lingüísticas complejas.

3. El arte de la anticipación... excesiva

A todos nos gusta sentirnos comprendidos y atendidos, incluso antes de expresar nuestras necesidades. Pero en el contexto del desarrollo infantil, responder de manera anticipada a cada deseo o necesidad del bebé puede tener implicaciones que van más allá de la comodidad inmediata.

Enfrentar pequeños desafíos y buscar soluciones activa áreas críticas del cerebro, como la corteza prefrontal, involucrada en la planificación, la toma de decisiones y la resolución de problemas. Permitir a los niños cierto grado de esfuerzo y exploración al intentar comunicar sus necesidades fomenta no solo el desarrollo del lenguaje, sino también habilidades de pensamiento crítico y autonomía.

La anticipación excesiva puede limitar estas oportunidades de aprendizaje reduciendo los estímulos necesarios para el desarrollo de las habilidades comunicativas. Dejar que tu pequeñín intente expresar y participar de forma activa en la comunicación de sus necesidades es darle la oportunidad de enriquecer su desarrollo cognitivo y lingüístico.

Si vais al parque, deja que el columpio se pare solo y espera a que el bebé intente pedirte que lo columpies más. Ahí le puedes decir: «Mamá / papá te va a columpiar más», y enseguida vuelves a empujar el columpio. Es una forma de introducir el signo «más» y dejar una puerta abierta a la comunicación proactiva de tu bebé.

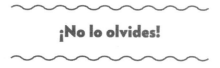

¡No lo olvides!

Cada niño es un mundo, y su proceso de desarrollo es único. No hay prisas ni carreras, más bien un viaje compartido de descubrimiento. Así que, mientras avanzáis juntos en esta aventura, celebra cada pequeño paso, cada signo que aprenda y cada palabra nueva que pronuncie.

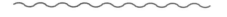

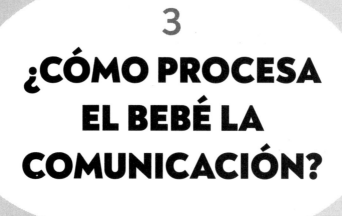

3

¿CÓMO PROCESA EL BEBÉ LA COMUNICACIÓN?

El niño no es un adulto en miniatura,
sino un ser diferente en una etapa
específica de su desarrollo.

JEAN PIAGET

El cerebro es el órgano que representa el 2 por ciento de nuestro peso y que se encarga de que todo nuestro cuerpo funcione a la perfección. Pesa entre 1,3 y 1,5 kilos aproximadamente al llegar a la edad adulta y consume 20 vatios (para que te hagas una idea, un millón de veces menos que los superordenadores que logran hacer funcionar a programas de Inteligencia Artificial como ChatGPT).

Es una de las máquinas más complejas y extraordinarias del universo y me encantará explicarte algunas curiosidades y procesos que se van a dar en el prodigioso cerebro de tu bebé.

NUESTRAS PROTAGONISTAS: LAS NEURONAS

Esto que ves es una neurona: la unidad básica de comunicación en el cerebro de todos los seres humanos. Está compuesta por un cuerpo del que surge una ramificación principal conocida como «axón» y numerosas ramificaciones llamadas «dendritas».

La mayoría de las neuronas que tiene el cerebro del bebé son como las que puedes observar en la primera imagen, es decir, se encuentran en un estado de menor complejidad.

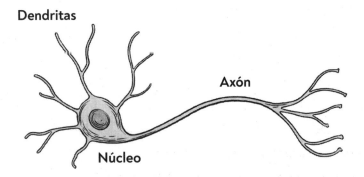

Dendritas

Axón

Núcleo

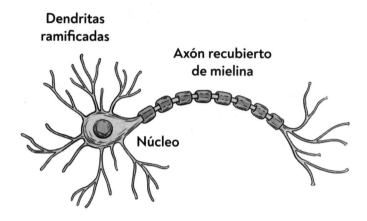

A pesar de esto, y como curiosidad, en el cerebro del bebé podemos encontrar desde su nacimiento neuronas maduras (y con un grado superior de complejidad) en la base del cerebro, que corresponde con la zona más primitiva de este y es imprescindible para la supervivencia. Por este motivo, al nacer se revisan los reflejos de supervivencia como indicativo positivo de la salud del bebé.

A medida que el bebé crece, las neuronas sufren un proceso de maduración necesario para que el cerebro se desarrolle y que conocemos como «neurodesarrollo».

Este proceso implica una serie de cambios en nuestras amigas las neuronas que, entre otras cosas, aumentarán el número de dendritas (lo que permitirá que puedan conectarse con más neuronas), y el axón pasará a estar recubierto poco a poco por una capa aislante conocida como «mielina». Este proceso es sumamente importante, ya que permitirá que la

POR FIN MI MAMÁ ME ENTIENDE!

comunicación entre las neuronas sea mucho más rápida y eficiente.

En el cerebro tenemos aproximadamente 86.000 millones de neuronas; la mayoría de estas se forman durante la gestación y siguen aumentando en número de forma considerable durante los primeros 6 meses de vida posnatal aproximadamente.

Con el proceso de mielinización que te he contado, se va a ir produciendo la maduración del cerebro, lo que implica que las neuronas se conecten unas con otras formando redes neuronales.

Cada neurona podríamos entenderla como un miniprocesador que se conecta de media a 10.000 neuronas, lo que resulta aproximadamente en mil billones de conexiones, también conocidas como «sinapsis».

Estos datos no significan que a cierta edad tengamos «todo el pescado vendido», sino que el cerebro va madurando sin límite de edad, y a pesar de producir muy poquitas neuronas el resto de nuestra vida, sí mantiene la capacidad de generar nuevas conexiones neuronales durante toda la vida. Sí, lo has leído bien, durante toda la vida podemos seguir aprendiendo nuevas habilidades, aunque no con la misma facilidad que lo haríamos durante la infancia.

De hecho, durante los primeros años de vida se da un periodo muy sensible en cuanto a la generación de conexiones neuronales y de maduración cerebral. Esta formación de nuevas conexiones se da a un ritmo frenético de

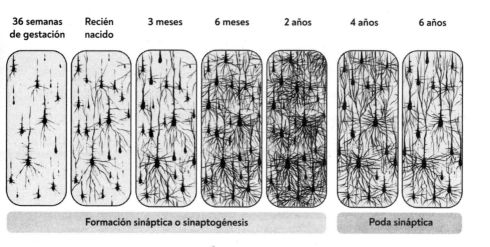

| 36 semanas de gestación | Recién nacido | 3 meses | 6 meses | 2 años | 4 años | 6 años |

Formación sináptica o sinaptogénesis · Poda sináptica

manera que a los 2 años aproximadamente, el niño tendrá un número de conexiones superior al que va a necesitar. Esto ocurre para garantizar la adaptación al ambiente y asegurar el aprendizaje de habilidades como, por ejemplo, andar o hablar.

Esta maduración también implica un proceso llamado «poda sináptica» que empieza a partir de los 3 años y en el que se rompen algunas de las conexiones neuronales y se mantienen y fortalecen las conexiones que se consideran más útiles.

Este proceso es necesario para un buen funcionamiento cerebral y optimización de la energía que este consume. Este proceso de poda se volverá a dar en la adolescencia.

¿EL CEREBRO TRABAJA COMO UNA SOLA UNIDAD?

Tenemos un solo cerebro, y trabaja como si de una orquesta se tratara, en armonía y de forma coordinada en su totalidad. Aunque es verdad que tenemos distintas zonas especializadas, debemos entender que el cerebro es indivisible, y su unidad es lo que garantiza su funcionamiento óptimo.

También es cierto que no tenemos varios cerebros dentro de uno, pero es necesario poder hacer divisiones o segmentos para facilitar su estudio. Una de las formas más conocidas y que facilitan la comprensión de su estructura o disposición es a través de sus dos hemisferios, el izquierdo y el derecho, ambos igual de importantes y unidos entre ellos. Los dos hemisferios pueden desempeñar funciones distintas aunque complementarias.

Al hemisferio izquierdo le encanta la lógica, el orden y las secuencias.

Procesa la información de una manera analítica y razonada, y es bueno en tareas que requieren entender reglas o patrones. También tiende a interpretar la información de manera directa y literal, resuelve problemas de una manera secuencial y es el principal responsable del procesamiento del lenguaje. Esto incluye la gramática, la pronunciación, la lectura y la escritura. Pero el lenguaje no es exclusivo de este hemisferio; de hecho, el correcto uso del lenguaje implica la expresión facial y corporal, e involucra de forma directa las emociones. Por este mismo motivo quiero que entiendas el cerebro como una unidad y no como dos regiones separadas.

El hemisferio derecho es más intuitivo, metafórico y tiene una visión global.

Procesa la información y es más propenso a hacer juicios basados en percepciones emocionales en lugar de hechos concretos, y juega un papel crucial en el contexto implícito del lenguaje, esencial para el humor. También reconoce patrones generales, y es muy competente en la percepción y manipulación de relaciones espaciales, como la lectura de mapas, reconocimiento de caras, gestos y lugares.

Esta forma de explicar el cerebro no la interpretes como algo exacto o rígido porque el cerebro es altamente integral y flexible, y los hemisferios deben trabajar juntos en la mayoría de las tareas. Por eso la idea de que una persona adulta es «dominante» en uno de los dos hemisferios es una simplificación excesiva y no refleja la complejidad de cómo opera nuestro cerebro.

De hecho, existen tantos cerebros como personas y, en el caso de la dominancia para el lenguaje, relacionada con la lateralidad cerebral, aproximadamente el 95 por ciento de los diestros tiene localizado el lenguaje en el hemisferio izquierdo y solo un 5 por ciento en el hemisferio derecho. En cambio, un 70 por ciento de los zurdos lo tiene localizado en el izquierdo, un 15 por ciento en el derecho y un 15 por ciento de forma bilateral. Por esto quiero recalcar que, a pesar de facilitar el estudio y la explicación del cerebro mediante divisiones, este funciona de forma indivisible. Realmente, **para llevar una vida equilibrada y sana, es esencial que ambos hemisferios actúen de forma conjunta y trabajen en equipo.**

EL CEREBRO DE LOS BEBÉS

Cuando miramos a un recién nacido, solemos ver todo lo que no es capaz de hacer. Es cierto que cuando nacemos somos extremadamente vulnerables, pero no debemos subestimar las capacidades que tiene ese pequeñín solamente porque no podamos ver lo que sucede en su cerebro, que es mucho.

Quiero que borres la idea de que tu bebé es una hoja en blanco, porque no es así, al menos no en todas las áreas cerebrales. De hecho, en su hemisferio izquierdo tiene una serie de regiones que canalizan el lenguaje en el circuito cerebral correcto y correspondiente. Lo sorprendente es que tu bebé tiene la capacidad de aprender todos los idiomas del mundo, pero desde que nace sabe reconocer y diferenciar su lengua materna de otras. Esto es así porque a partir de la semana 24 de gestación el bebé ya ha desarrollado el sentido del oído y empieza a registrar sonidos, principalmente el latido del corazón de mamá y, evidentemente, su voz y sus palabras.

A los pocos meses de vida ya habrá aprendido a discriminar más sonidos y habrá afianzado los parámetros correctos del idioma materno, que es el que le permitirá relacionarse con el mundo. A los 6 meses, tu bebé ya reconoce el sonido de todas las vocales y las sabe diferenciar, aunque aún no las pronuncie todas y, a los 12 meses, lo mismo ocurre con todas las consonantes de nuestro abecedario.

Como curiosidad, este es el motivo por el cual una persona adulta que tiene como lengua materna el chino al aprender español no diferencia bien los sonidos de la «r» y la «l»; todo tiene su origen en esta discriminación de sonidos que te acabo de contar y que sucede en torno a los 12 meses de edad.

El lenguaje oral es propio de nuestra especie y, a diferencia de la escritura, es una capacidad innata que hace parecer que los bebés aprenden a hablar por arte de magia. Pero no es así, el habla se da si hay un estímulo, y su nivel de desarrollo va a ser dispar entre unos niños y otros si no existe una figura que estimule esta habilidad.

Así que, a diferencia de andar, por ejemplo, para que un bebé empiece a hablar, el ambiente y la estimulación son claves y fundamentales.

De hecho, a los 3 años existen grandes diferencias en cuanto al vocabulario o número de palabras que ha aprendido el niño en función del entorno social en el que se encuentre.

Los estímulos que reciba el bebé pueden entrar por distintos sentidos y, cuantos más sentidos involucremos, más efectivo será el aprendizaje y más fácil de procesar, entender y almacenar para su cerebro. Esto ocurre con todas las experiencias que lo permitan; por ejemplo, el bebé entenderá mejor lo que es una pera si, además de verla, puede tocarla, olerla, probarla y escuchar el sonido que hace cuando aplasta algún trozo o da un mordisco a la pulpa. **Cuando involucramos de forma activa al niño y ofrecemos situaciones que reclamen su participación, el aprendizaje será mucho más efectivo y duradero.**

En el aprendizaje del habla intervienen varias zonas cerebrales, que se coordinan de forma compleja para que el lenguaje verbal se dé de forma completa. Algunas de las áreas involucradas son:

- **La corteza auditiva,** que reconocerá y discriminará los sonidos diferenciando palabras.
- **El área de Wernicke,** encargada de comprender las palabras que escuchamos. El cerebro madura desde la parte trasera hacia la delantera; por eso, de forma natural esta zona (encargada de la comprensión del lenguaje) madura antes que la de la articulación del habla (área de Broca). Por este motivo, el bebé entiende y comprende el lenguaje antes de poder hablar.
- **La corteza visual** permite diferenciar objetos, formas, colores, y está involucrada en el procesamiento visual

de las palabras, así como en el movimiento de la boca cuando vemos a alguien hablar.

- **El área de Broca,** que se encarga de formar las palabras y de su correspondiente expresión, es decir, de hablar.
- **La corteza motora,** gracias a la que podemos mover los músculos de la mandíbula, los labios, la lengua y las cuerdas vocales, así como controlar el movimiento de nuestras manos.

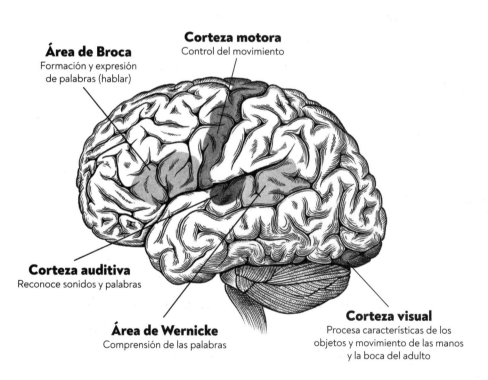

Área de Broca
Formación y expresión de palabras (hablar)

Corteza motora
Control del movimiento

Corteza auditiva
Reconoce sonidos y palabras

Área de Wernicke
Comprensión de las palabras

Corteza visual
Procesa características de los objetos y movimiento de las manos y la boca del adulto

Hay más regiones implicadas, desde luego, pero no quiero que sientas esto como una clase de neurociencia aplicada al desarrollo del lenguaje. Lo que sí te quiero explicar (de forma muy simplificada) es la manera en la que se estimularán estas zonas si acompañamos las palabras con signos o si no lo hacemos.

Todo el lenguaje se procesa en el centro del lenguaje del cerebro, que incluye las zonas antes mencionadas. Esto ocurre tanto con el lenguaje hablado como con el signado, es decir, que las mismas zonas del cerebro se van a activar y van a trabajar para procesar ambos tipos de comunicación. Lo que ocurre es que el estímulo va a ser distinto, y aquí está la clave.

EJEMPLO CON UN CASO QUE SEGURO QUE TE RESULTA FAMILIAR

Estás con tu bebé. Se acaba de despertar de la siesta y hoy ha sido bastante larga. Al abrir los ojos, empieza a llorar e intuyes que tiene hambre, así que le ofreces el pecho o el biberón. Puede que te salga calmarlo con tu voz y, mientras le ofreces alimento, decirle: «Cariño, no llores. Mira, mamá te va a dar un poco de leche».

Si cada vez que tu peque llora le dices una frase similar, tu bebé acabará asociando la palabra «leche» (o teta, tetita, bibi...) con el alimento que le das. Esto ocurre porque hay un estímulo auditivo, la palabra «leche», y un estímulo visual y gustativo, que será el pecho o el biberón y la leche que tome. Además, en función de la edad del bebé, también será un estímulo visual el movimiento de tu boca al pronunciar la palabra «leche».

Poco a poco, a medida que tu bebé vaya creciendo y se vaya desarrollando, irá integrando este concepto y habrá un día que en lugar de llorar sin parar, puede que se ponga un poco nervioso y te tire de la camiseta.

Estos gestos o comunicación gestual son los que preceden al lenguaje hablado y, como hemos visto antes, los desarrollan todos los bebés. Pasarán las semanas o los meses y llegará el día en el que tu bebé te dirá «Teta» o «Bibi», y puede que siga tirando de tu camiseta o que ya haya dejado de hacerlo. La comunicación gestual acompañará el desarrollo del habla y, hasta que no pueda pronunciar bien la palabra y compruebe que entiendes lo que está diciendo, seguirá usando las manos para comunicarse contigo.

Este ejemplo tan sencillo resume la evolución de la comunicación que se da en los bebés, y esta misma secuencia (llanto-gesto-palabra) puede darse en otras situaciones, como cogerlo en brazos o pedirte que le des algún objeto mientras lo señala. Como bien puedes intuir, es muy frustrante para el bebé (y también para el adulto) estar buscando la forma en que mamá o papá entiendan lo que necesita o lo que quiere.

EJEMPLO CON LA INCORPORACIÓN DE SIGNOS

Estás con tu bebé. Se acaba de despertar de la siesta y hoy ha sido bastante larga. Al abrir los ojos, empieza a llorar e intuyes que tiene hambre, así que le ofreces el pecho o el biberón. Puede que te salga calmarlo con tu voz y, mientras le ofreces alimento, decirle: «Cariño, no llores. Mira, mamá te va a dar un poco de leche». Al pronunciar la palabra «leche» haces el signo correspondiente con tu mano que, en este caso, se hace abriendo y cerrando el puño como si estuvieras «ordeñando» a una vaca (en el capítulo 7 lo podrás ver en tu dispositivo mediante un código QR).

Si cada vez que tu peque llora, le dices una frase de este estilo y lo acompañas con el signo «leche», tu bebé acabará asociando la palabra «leche» (o teta, tetita, bibi...) con el signo y con el alimento que le das. En días, semanas o meses (en función de la edad de tu pequeñín) será capaz de pedirte leche con su manita en lugar de llorar o tirar de tu camiseta.

Es decir, se formará un triángulo de oro formado por la palabra, su signo correspondiente y su significado, y esto es lo que deberíamos conseguir con muchas más palabras.

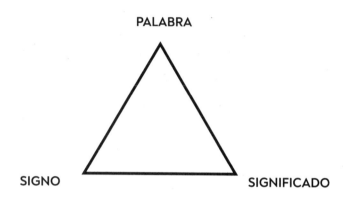

En un caso como el del segundo ejemplo, tendremos algunos factores más involucrados en la ecuación de aprendizaje. Además de oír la palabra, tomar la leche y ver el pecho o el biberón, así como el movimiento de tu boca al pronunciar la palabra, hay dos factores clave:

- El primero es que vamos a ofrecer un **estímulo visual extra,** el movimiento de nuestras manos al pronunciar la palabra «leche». Esto es fantástico, porque, como hemos visto, los gestos preceden a las palabras a nivel evolutivo, así que tu bebé será capaz de imitar el signo «leche» antes de que su aparato fonador sea capaz de articular la palabra.

- En este momento entrará en juego el segundo factor clave: la **estimulación de la corteza motora,** que procesará el movimiento de la mano y lo asociará al concepto «leche».

Así que, para un mismo término o palabra, tendremos más zonas del cerebro implicadas, trabajando en red y formando conexiones simultáneas en distintas zonas para procesar, entender, asimilar, memorizar y asociar la palabra «leche» con su signo y su significado correspondiente.

Poco a poco, a medida que tu bebé vaya creciendo y se vaya desarrollando, irá integrando este concepto y habrá un día que, en lugar de llorar sin parar o tirar de tu camiseta, hará el signo «leche» con las manos y, evidentemente, más adelante también será capaz de pronunciarla verbalmente.

Lo que le estamos ofreciendo a nuestro bebé es una forma asequible en el momento del desarrollo en el que se encuentra, para poder comunicarse con nosotros sin frustrarse y de una forma efectiva.

Además estaremos estimulando de una forma más completa la adquisición de vocabulario y la comprensión del significado de las palabras. Tu bebé será capaz de aprender más vocabulario al usar signos que sin estos, y a su vez, los signos le permitirán practicar mucho más el uso de ciertas palabras en su contexto correcto. Dicho de otra forma, estaremos ofreciendo más recursos al cerebro para entender y recordar, pero sobre todo para utilizar las palabras y el vocabulario que necesite mientras se desarrolla su aparato fonador. No supondrá una herramienta sustitutiva, sino que precede al habla y a su vez refuerza el aprendizaje.

¡ATENCIÓN, MITO!
LA COMUNICACIÓN CON SIGNOS RETRASA
LA ADQUISICIÓN DEL LENGUAJE VERBAL

Si no lo has pensado como madre o padre, seguro que alguien cercano de tu entorno te ha preguntado o incluso afirmado que enseñarle signos a tu bebé hará que hable más tarde de lo que debería. Déjame que te diga una cosa: ¡habemus mito!

Desde que el bebé nace, sus sentidos siguen en desarrollo y, a la vez, empieza a madurar su capacidad motora. Poco a poco irá aguantando la cabeza, se empezará a sentar, a gatear y, más adelante, aprenderá a andar. Es la etapa sensoriomotora y precede a otras habilidades como el habla, así que de forma natural, el bebé es capaz de controlar los movimientos de su cuerpo antes de pronunciar sus primeras palabras, principalmente por la maduración de las zonas cerebrales que se encargan de cada función.

Además la evidencia respalda que el uso de signos facilita las primeras etapas del desarrollo del lenguaje verbal. Aquí te explico por qué:

1. **Aumenta la información y el habla con el niño**
   Antes mencionaba la importancia de hablarle a tu bebé, explicarle lo que haces o lo que ves usando los nombres correspondientes para que así se dé un mejor desarrollo del habla. Pues, ¡oh sorpresa!, resulta que se ha observado que la forma en la que un adulto responde a un bebé que utiliza Baby Sign es diferente de lo habitual. Te pongo un ejemplo:

- No usamos Baby Sign. Estamos dando un paseo con mamá y papá, ya hemos cumplido los 11 meses y nos encanta observar todo lo que vemos a nuestro alrededor. Hay tantas cosas interesantes... ¡Anda, un pájaro! Voy a intentar que mamá pare el carrito para verlo mejor.

  De repente vemos a nuestro bebé haciendo ruiditos, incluso a lo mejor señala en una dirección. Nos intenta decir algo. Parece que le gusta este árbol, pero en este camino hay muchos, vamos a seguir, así vemos todos los que hay. Pero nuestro bebé, de repente, deja de estar tan emocionado como hace unos segundos. No entendemos qué ha pasado pero parece que está tranquilo, así que seguimos con el paseo.

• Sí usamos Baby Sign. Nuestro bebé de 11 meses no ha empezado a hablar, pero ya nos cuenta muchas cosas con sus manitas. Hoy estamos dando un paseo y de repente nos llama la atención y hace el signo de «pájaro». Nosotros nos morimos de ilusión y enseguida frenamos el carrito y le decimos: «¿Estás viendo un pájaro? ¡Oh, sí, mira, un pájaro pequeñito! Está encima de una rama. ¡Ay, mira!, ahora se va volando. Adiós, pájaro bonito».

Completamente distinto, ¿verdad?

Dicho de otro modo, un bebé de 14 meses, por ejemplo, con un vocabulario verbal de 10 palabras y un vocabulario gestual de 10 signos, obtendrá respuesta e información del adulto por el doble de conceptos que un bebé que solamente tenga en su vocabulario verbal 10 palabras y no haya potenciado el lenguaje gestual o de signos. De esta forma escuchará muchas más palabras y estimularemos mejor el desarrollo del habla.

2. Selección de temas

Tener un interés compartido hace que sea mucho más probable que la información verbal que dé el adulto al bebé, o niño pequeño, logre emocionar más a su cerebro y produzca un mayor impacto en el aprendizaje de los conceptos correspondientes al tema de su interés.

Por ejemplo: seguimos con nuestro bebé de 11

meses pero hoy estamos en el zoológico. Vemos que está muy concentrado mirando la zona de los elefantes. Si no usáramos signos, seguramente estaríamos emocionados mencionando al elefante repetidamente y contándole todos los detalles de dicho animal. Pero, al comunicarse con sus manos, nuestro bebé nos puede decir que no le interesa el elefante, sino que se ha fijado en el pájaro que hay en la ramita del árbol que hay detrás del elefante.

De esta forma, aumenta automáticamente la posibilidad de que veamos el interés real que tiene nuestro bebé y cambiemos el tema de conversación. Podríamos explicarle si el pájaro es grande o pequeño, de qué color tiene las plumas, etcétera. Podemos hablarle y darle más información sobre algo que realmente le interesa o le produce curiosidad y, otra vez, lograríamos dejar más huella de ese aprendizaje.

3. El poder del andamiaje

Hace referencia a la guía que puede dar el adulto para minimizar la diferencia entre el nivel que tiene el niño para realizar una tarea y el nivel que realmente requiere dicha tarea. De manera que, con ayuda muy sutil, animamos al niño a esforzarse por mejorar sus habilidades.

Por ejemplo: estamos jugando a encajar piezas en el agujero correspondiente, pero vemos que el bebé no consigue encajar una de forma correcta. Una buena manera de reducir el nivel de dificultad y animarlo a que lo siga intentando es orientar la pieza con nuestras manos y que después, sin nuestra ayuda, el bebé acabe de encajar bien la pieza.

Esto aumentará la motivación para intentar de forma repetida el encaje de otras piezas, y poco a poco lo ayudará más adelante a encontrar la orientación por un lado y a encajar la pieza en el agujero correcto por otro.

Igual que en la comunicación gestual, que muchos bebés desarrollan de forma espontánea (como levantar las manos para que los cojamos en brazos), algo muy similar sucede en el aprendizaje del gateo. Los bebés aprenden a gatear para desplazarse, es algo totalmente propio del desarrollo evolutivo del niño y nadie se cuestiona si por el hecho de gatear va a tardar más en andar. De hecho, sabemos que hay muchos beneficios asociados al gateo:

- Refuerza la conexión entre los dos hemisferios del cerebro.
- Ayuda en el desarrollo de la psicomotricidad fina y gruesa.
- Fomenta la percepción del propio cuerpo.
- Desarrolla la coordinación y el equilibrio.

Y estoy segura de que no has oído nunca a alguien diciendo: «No dejes que gatee, que se acostumbrará a desplazarse así y después no andará», pero en cambio puede que sí hayas oído: «No le enseñes signos, que se acostumbrará a comunicarse así y después no hablará».

Ambas afirmaciones son totalmente irracionales y solo el desconocimiento podría llevarnos a pensar que nuestro bebé andará tarde por gatear mucho o hablará tarde por usar muchos signos. El razonamiento es muy parecido a la falsa creencia tan arraigada en nuestra sociedad y que lleva por título «No lo cojas en brazos cuando llore, que se acostumbrará».

Parece que los bebés se acostumbran a todo, o puede que sencillamente sea lo que realmente necesitan, como el movimiento libre, la comunicación o la protección de su figura principal de apego. Ninguna de estas cosas es un lujo o un capricho, es una necesidad propia de nuestra especie.

Del mismo modo, ellos no se acostumbran a hacerse entender con sus manos. Casi todos los bebés adquieren de forma espontánea la comunicación gestual y, de hecho, uno de los hitos cognitivos y motores que deben darse en todos los niños es saber señalar.

Este hito debe darse entre los 9 y los 18 meses, a diferencia de las primeras palabras, que surgen entre los 12 y los 18 meses. A pesar de la proximidad de estos dos hitos, la gran diferencia es la siguiente: a los 18 meses normalmente todos los bebés saben pronunciar al menos 10 palabras (aunque no sean entendibles al cien por cien) y, en cambio, pueden llegar a hacer más de 30 signos, y es que el ritmo evolutivo de ambas habilidades es distinto. Llega un momento en el que el habla alcanza a la motricidad, y de forma progresiva disminuirá el uso de los signos que correspondan a las palabras que ya saben pronunciar.

Así que recuerda: los signos no van a sustituir el habla, sino que la van a preceder y, por lo tanto, respetando el ritmo evolutivo del niño, abriremos mucho el abanico de vocabulario concreto, ofreciendo un signo específico para la mayoría de las palabras que formen parte del entorno de nuestro bebé. Dejaremos de estar adivinando qué está señalando, qué quiere o qué necesita gracias al Baby Sign Language.

Y por si te queda alguna duda, para los bebés (y para todos) es mucho más fácil hablar que signar, ya que el bebé no necesita un contacto visual directo con mamá o papá. Es mucho más práctico, porque puede tener las manos ocupadas mientras habla, y además, percibirá que el lenguaje oral es la forma con la que se comunica todo su entorno.

No olvides que el aparato fonador está hecho para hablar, igual que las piernas para andar y, a pesar de que el retraso del habla existe, el uso correcto de signos no será nunca una de las causas.

4

¿QUÉ ES EL BABY SIGN LANGUAGE?

Ayúdame a hacerlo por mí mismo.

MARIA MONTESSORI

Llegados al cuarto capítulo, creo que tendrás clara la importancia del desarrollo del lenguaje durante los primeros años de vida. El lenguaje no solamente incluye la capacidad de hablar, sino que se refiere a todo lo que involucra la comunicación.

Desde que tu bebé nace, usa el llanto como única forma de comunicarse contigo, y poco a poco va absorbiendo, como si de fuera una esponja, las palabras que escucha y las va asociando a un significado. Lo que ocurre es que tu bebé será capaz de entender muchas palabras (gracias al área de Wernicke) antes de que el área de Broca y su aparato fonador se hayan desarrollado por completo y pueda empezar a pronunciarlas.

Seguramente habrás experimentado la frustración que se siente cuando en medio de un sueño quieres correr pero no consigues ir rápido. Frustrante, ¿verdad? Podríamos decir que, de algún modo, es como se siente tu bebé al intentar decirte: «Mamá, quiero la pelota para jugar», pero todavía no es capaz de pronunciar de forma clara ni la palabra «mamá».

Su cerebro ya sabe lo que significa «mamá», «pelota» o «jugar», pero la maduración cognitiva y física no lo acompañan.

El proceso de pronunciar correctamente una palabra es complejo. El cerebro de tu bebé tiene que pensar qué palabra quiere decir, sus cuerdas vocales tienen que vibrar a cierta frecuencia para emitir sonidos, conseguir que estos sonidos se enlacen y a su vez mover la lengua, los labios y los músculos de la mandíbula para que, al encadenar sonidos, se parezcan a la palabra que quiere pronunciar.

La complejidad que exige este proceso hace que el bebé tarde más en desarrollar el habla que en gatear o agarrar con su manita un trozo de pan y llevárselo a la boca. No obstante, **ya es capaz de entender muchísimas cosas y le encantaría poder explicártelas todas.**

Así que tenemos la gran oportunidad de enseñarle esta herramienta tan fantástica llamada Baby Sign Language (o signos para bebés) que ofrece a los más pequeños la posibilidad de expresarse y comunicarse antes de que puedan hablar o mientras están aprendiendo a hacerlo. **Por norma general, cada palabra tendrá un signo asociado, y tu bebé será capaz de hacer el movimiento con las manos para producir el signo que corresponda a la palabra que quiera decirte.**

La buena noticia es que, además de levantar las manos cuando quiera que lo cojas en brazos, podrá pedirte leche sin tirar de tu camiseta, la pelota sin llorar desconsoladamente, explicarte que ha terminado de comer sin tirar el plato al suelo o que quiere que le hagas más cosquillas para divertirse contigo. ¡Y todo esto con sus manitas!

¡ATENCIÓN, MITO!
¡LO VAS A SOBREESTIMULAR!

Parece que el mundo del desarrollo infantil y la estimulación temprana van siempre de la mano, pero ¿dónde está el límite entre la estimulación y la sobreestimulación? La estimulación es clave para el desarrollo del bebé, e incluye actividades como, por ejemplo, leer y explicar cuentos, escuchar música, bailar juntos, dejar espacio para el juego libre dentro de un ambiente seguro, relacionarse y compartir tiempo con otros niños u ofrecer juegos que incluyan la resolución de problemas, como los bloques de construcción. Todas estas actividades, adaptadas a la edad de tu bebé, serán propuestas adecuadas que además fomentan su desarrollo cognitivo, emocional, social y físico.

La sobreestimulación se da cuando exponemos al bebé o niño pequeño a una cantidad de estímulos que exceden su capacidad para procesarlos de forma apropiada. Esto incluye actividades como la exposición a pantallas a temprana edad, frecuentar sitios con ruidos constantes o música demasiado alta, ofrecer juguetes con exceso de luces, colores, sonidos y funciones, o realizar un número de actividades desproporcionado y sin espacio para el descanso y la tranquilidad.

Lo fundamental es que nos fijemos en el ambiente en el que se encuentra nuestro bebé y, adaptándolos a su edad, prioricemos lugares que sean ricos en oportunidades para que pueda aprender mediante la interacción, el juego y la comunicación. La clave de una buena estimulación está en ofrecer estas experiencias de manera equilibrada, respetando siempre sus ritmos y observando las posibles señales de saturación o sobreestimulación.

Te será fácil reconocer cuándo tu bebé está sobreestimulado identificando estas señales:

- Llanto constante, difícil de calmar, y mayor irritabilidad.
- Notarás que está intranquilo a la hora de conciliar el sueño y puede que tenga despertares poco espaciados.
- Puede mostrar rechazo o desinterés en la interacción social.

El Baby Sign, practicado y enseñado de forma correcta, invita al bebé a interaccionar con el adulto sin sobrepasar sus capacidades cognitivas, ya que se usa para responder a las necesidades que tiene el bebé.

Lo importante es introducir signos dentro de su propio ritmo de desarrollo y centrarnos en sus necesidades e intereses para enriquecer sus capacidades comunicativas. Además es una herramienta fantástica para fortalecer el vínculo entre el adulto y el bebé, y esto lo ayudará a sentirse más seguro y más partícipe del entorno.

Mediante el uso correcto de signos ofrecemos oportunidades constantes para trabajar la atención gracias a la estimulación multisensorial que implica el Baby Sign. Esto significa que, además de aprender vocabulario, el bebé deberá coordinar sentidos como la vista, el tacto (o movimiento) y el oído para entender y realizar los signos.

A pesar de esto, una mala práctica del uso de signos puede ser abrumadora para el bebé, por ello en el capítulo 7 hay un apartado en el que te explico las buenas y malas praxis para lograr que tu pequeñín devuelva signos cuanto antes ofreciendo una estimulación sana y que favorezca su desarrollo cognitivo.

¿CÓMO COMENZÓ TODO?

Parece que sea una nueva moda, pero nada más lejos de la realidad. Es cierto que, recientemente y poco a poco, más familias le están dando una oportunidad a la comunicación temprana con sus bebés mediante esta fantástica herramienta. Aunque esto no quita que su práctica remonte a más de treinta años atrás. Así que vamos a ver exactamente quién empezó esta «nueva moda».

Todo comienza con Kate, una bebé de 12 meses, y su madre Linda Acredolo. Ellas tenían la costumbre de pasear por el jardín de su casa, en el que había flores plantadas. A Kate le encantaba tocar y oler las flores, y Linda solía decirle: «Mira una flor, Kate», o: «Qué bonita es esta flor», siempre acompañado de un gesto arrugando su nariz. No era de forma intencionada, pero pasaron los días y Kate empezó a hacer el mismo signo que hacía su madre al ver una flor. No solo lo hacía cuando veía una flor en el jardín, sino que también arrugaba la nariz cuando veía una flor en un cuento, en un jersey... Poco a poco Kate empezó a usar más signos, ya fueran inventados o por imitación de algunos gestos que había visto de su madre, para referirse a objetos o animales que le gustaban, como una pelota o un elefante.

A las pocas semanas Linda, profesora emérita de Psicología y especialista en desarrollo infantil, se da cuenta de que está pasando algo muy interesante en cuanto al aprendizaje de conceptos y desarrollo del lenguaje y comunicación con su hija Kate.

Linda y su compañera de investigación Susan Goodwyn empiezan a entrevistar a familias para comprobar si este suceso es algo que se repite en otros bebés, y ven que, en todas las familias, los bebés desarrollan de forma espontánea algunos signos o gestos para comunicarse con sus padres.

A partir de este hecho ellas empiezan a enseñar signos sencillos de manera formal y animan a las familias a ofrecer más signos para que sus bebés puedan comunicarse de una forma más clara con ellos. Pronto empiezan a ver muy buenos resultados, pero enseguida irrumpe la gran duda: ¿no se producirá un retraso en la adquisición del lenguaje verbal?

Como has visto en el capítulo anterior, esa duda se ha convertido en uno de los grandes mitos del Baby Sign, pero en ese momento, a pesar de ver que en las familias más cercanas los bebés no estaban desarrollando ningún retraso en el habla, decidieron iniciar el primer estudio a nivel mundial subvencionado por los National Institutes of Health (NIH), sobre lo que ellas denominaron Baby Sign Language.

Realizaron varios estudios con el mismo grupo de bebés, en los que investigaron diferentes aspectos del Baby Sign Language y algunas de sus conclusiones fueron:

- Los bebés que habían utilizado signos, **a los 24 meses hablaban como niños de 28 meses.** Estos cuatro meses

de diferencia suponen una variación de aproximadamente 50 palabras en su vocabulario.

- Estos bebés **empezaban a construir frases más complejas** y usaban un mayor número de palabras.
- **A los 36 meses, es decir a los 3 años, hablaban como
niños de 47 meses,** situándose casi un año por encima
de la media de los niños de la misma edad que no habían signado.
- Las familias correspondientes a los bebés a los que se
les había enseñado signos sentían una **mayor integración del bebé,** un vínculo más estrecho y muchas menos
frustraciones por ambas partes.

En un estudio posterior que hicieron con el mismo grupo
de niños, vieron que a los 8 años habían alcanzado una media de 12 puntos más en las pruebas de cociente intelectual
(WISC-III) que los niños de la misma edad que no habían
signado cuando eran bebés.

Con sus estudios demostraron que el uso de los signos
potencia el desarrollo del lenguaje verbal y que, además,
tiene otros beneficios significativamente positivos a medio y
largo plazo dentro de la infancia.

Déjame aclarar los resultados sobre el cociente intelectual
para evitar cualquier confusión: utilizar el Baby Sign con tu
pequeñín no hará que de repente sea un genio, ni tampoco lo
hará más inteligente. Lo que ocurre es que **la riqueza de vocabulario es la variable que más influye en el cociente intelectual,**

y sabemos que el Baby Sign facilita la adquisición temprana de mucho más vocabulario del que se adquiere sin usar signos.

La estimulación temprana del lenguaje y la adquisición temprana de vocabulario ayuda a los bebés a entender mejor los conceptos.

También los ayuda a expresarse mejor mientras están aprendiendo a hablar, y a preguntar de forma más precisa sus dudas cuando son un poquito más mayores.

Hay un estudio muy interesante (independiente del uso de signos) que realizaron las doctoras Marchman y Fernald, de la Universidad de Stanford, en el que explican que tanto la velocidad de comprensión como la cantidad de vocabulario aprendido a los 2 años tienen una relación directa con las habilidades cognitivas y lingüísticas en la infancia posterior.

Sabemos que la cantidad de palabras que un niño conoce a temprana edad y su habilidad para usar esas palabras de forma eficaz están relacionadas e influenciadas por las interacciones y experiencias lingüísticas que tiene en sus primeros años.

Si un niño escucha conversaciones frecuentes y variadas, lee cuentos con sus padres y está en un entorno rico en lenguaje, no solo aumentará su vocabulario: mejorará su capacidad para procesar y entender el lenguaje de forma más eficiente.

A medida que vaya creciendo, este amplio vocabulario y la habilidad para procesar el lenguaje rápidamente no solo facilitarán una comunicación más efectiva, sino que también influirán en el desarrollo de habilidades cognitivas más avanzadas. Estas incluyen la capacidad de pensar de manera crítica, resolver problemas y aprender conceptos nuevos.

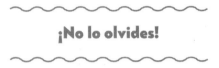

¡No lo olvides!

Sabemos que cuanto más y mejor le hablemos al bebé, más oportunidades le daremos para que la cantidad de vocabulario que aprenda de forma temprana sea mayor. Esto a su vez le permitirá entender y asimilar experiencias lingüísticas más complejas que facilitarán la eficiencia del procesamiento del lenguaje. Así que en lugar de decirle: «Mira, cariño, un guau guau muy grande», mejor prueba con: «Mira, cariño, un perro. Y fíjate, es muy grande. ¡Adiós, perro, nosotros vamos a pasear!».

De esta forma describimos lo que está viendo, le damos información que le puede resultar interesante y con el uso de signos para palabras clave como «perro» o «grande» le daremos más herramientas para que pueda entender el concepto y usarlo cuando sea necesario.

Y no olvides usar recursos como leer cuentos y cantar canciones juntos, es una forma muy eficaz de exponer a tu bebé a muchas palabras nuevas que escuchará de forma repetida. Pero sobre todo recuerda que pasarlo bien y disfrutar del proceso es lo que garantiza el éxito en el aprendizaje.

ENTONCES, ¿ES COMO UNA LENGUA DE SIGNOS?

La respuesta rápida es no, no es igual que una lengua de signos. Pero te lo explico, porque esta pregunta es muy frecuente y la verdad es que tiene mucho sentido hacerla.

El Baby Sign comparte muchos signos con la Lengua de Signos Americana (ASL), ya que su origen es estadounidense y es la lengua de signos oficial de ese país.

Para que te hagas una idea, en torno al 80 por ciento de los signos coinciden con los signos de esta lengua y el 20 por ciento restante son signos muy parecidos pero que se han modificado ligeramente para hacerlos más asequibles de reproducir para los bebés.

Hay muchas diferencias con una lengua de signos (sea ASL u otra), pero aquí te detallo las más importantes:

	LENGUAS DE SIGNOS	BABY SIGN LANGUAGE
Complejidad	• Tienen su propia gramática, sintaxis y léxico. • Son lenguas muy completas que permiten la comunicación detallada, compleja y rica cubriendo todos los aspectos de la interacción humana.	• Es mucho más simplificado. • Se centra en signos básicos asociados a un objeto, elemento, persona o acción. • Sigue la gramática y sintaxis de la lengua hablada y está diseñado principalmente para reducir frustraciones de la comunicación antes o durante el desarrollo del habla y potenciar el mismo.
Vocabulario	• Es extenso, cubre todas las palabras y conceptos, como en cualquier idioma. • Hay palabras que no tienen un signo asociado y por ello se deletrean.	• Es más limitado, aunque cubre la mayoría del vocabulario que suele usarse en la etapa de los 0-3 años. • Hay palabras que no tienen un signo asociado y no se deletrea.

Gramática	• Al hacer los signos, tienen una estructura única que no sigue el orden de la forma verbal. Por ejemplo, la frase «¿Quieres jugar con la pelota?» seguiría la siguiente estructura de orden de signos «jugar pelota ¿quieres?». • Las lenguas de signos suelen enfatizar partes distintas de las frases para una mejor comunicación.	• El orden y estructura lo marca la lengua hablada. • Se utiliza como un complemento de esta y se signan las palabras clave o que se consideren más importantes de cada frase. En el caso «¿Quieres jugar con la pelota?», usaríamos el signo «jugar» y «pelota» mientras decimos la frase de forma verbal (también sería válido usar solo el signo para «pelota»).
Asociación a un idioma	• Los signos, gramática, léxico, etcétera, están asociados a un idioma y son propios de este. De hecho, existen más de 300 lenguas de signos.	• Los signos oficiales del Baby Sign Language no están vinculados a un idioma, son internacionales. Así que los signos se mantienen indistintamente del idioma que se hable.

- Esto supone una gran ventaja para los peques que hablen más de un idioma, ya que los signos les servirán de denominador común y asociarán antes y mejor que dos palabras que suenan distinto realmente significan lo mismo.

Como puedes ver, el Baby Sign tiene algunas sinergias con las lenguas de signos pero no son lo mismo. A pesar de que en ambos casos se utilizan las manos para una comunicación efectiva, hay diferencias muy importantes.

Puede que te estés preguntando: «¿No sería mejor enseñar signos de la Lengua de Signos Española o la correspondiente a la región?». Es una duda que recibo frecuentemente y para la que no hay una respuesta única y correcta, ya que realmente depende del objetivo de cada familia.

El uso del Baby Sign está pensado para la etapa preverbal y con el objetivo de que los niños y las niñas puedan comunicarse mientras se desarrolla el habla. Por este motivo, cuando aprenden a hablar, dejan de usar los signos de forma natural. Aproximadamente sucede entre los 2 y 3 años y su uso es totalmente temporal.

En el caso de que el objetivo de la familia sea que el bebé aprenda una lengua de signos completa, se debe elegir cuál y aplicar las normas gramaticales correspondientes y seguir usando signos una vez adquirida el habla. Como has visto en la tabla anterior, las lenguas de signos son más complejas que el Baby Sign, ya que incluyen el deletreo de muchas palabras, la construcción de frases es distinta a la hablada, hay mucha expresión facial que acompaña lo que se pretende decir y cada una tiene sus propias particularidades, ya que una lengua de signos es un sistema de comunicación completo que permite expresar lo mismo que de forma verbal.

El Baby Sign podríamos definirlo como un «diccionario» equipado con el vocabulario que más suele usarse con un bebé. Su origen reside en Estados Unidos y por ello la mayoría de los signos coinciden con la Lengua de Signos Americana; el resto están adaptados para hacerlos más fáciles para los bebés. Una de las grandes ventajas que tienen los signos oficiales del Baby Sign es el hecho de no estar vinculados a ningún idioma. De esta forma, sea de donde sea el bebé, puede comunicarse de forma efectiva y dar paso a situaciones tan gratificantes como esta que me escribió una mamá: «Quería contarte que hace unos días estuve en una actividad con otros peques y había una niña de año y medio que también signaba con sus padres. No la conocía de nada, pero fue superbonito poder comunicarme con ella. Se acercó a mi peque, lo señaló e hizo el signo de bebé. Al devolvérselo se puso supercontenta y se quedó cerca de nosotros. ¡Es tan bonito ver cómo los signos permiten comunicarnos!». Además, en el caso de que la familia sea bilingüe o queramos enseñarle más de un idioma a nuestro bebé, el signo para decir «leche», «llet» o «milk», por ejemplo, es el mismo. Esto facilita muchísimo la adquisición de un segundo o tercer idioma, ya que el signo actúa como un puente y el bebé entiende mejor que dos palabras que suenan distinto tienen el mismo significado.

Este beneficio se pierde en el caso de que el Baby Sign esté vinculado a un idioma, es decir, que enseñemos una lengua de signos como tal. Por lo que deberíamos usar un signo para «more», otro para «más» y otro para «més», lo que sería totalmente contraproducente.

Se pueden enseñar signos de la LSE a bebés, no hay ningún tipo de problema, pero si el objetivo es potenciar la comunicación mientras se desarrolla el habla y el uso es temporal, los oficiales del Baby Sign serían una mejor opción.

¡ATENCIÓN, MITO!
HAY QUE EMPEZAR CON POCOS SIGNOS E IR AUMENTANDO EL VOCABULARIO.

Podemos pensar que nuestro bebé tiene que pasar por una adaptación al uso de signos, o que demasiados signos le podrían sobreestimular, pero ninguna de estas dos afirmaciones es cierta. Aquí tienes otro de los grandes mitos que supone un error en cuanto a la enseñanza del Baby Sign.

Desde que el bebé nace, le hablamos usando todas las palabras que necesitamos para expresarnos de la mejor forma posible. De hecho, no pensamos en seleccionar el número de palabras que usamos y empezar a hablar con pocas palabras e ir aumentando el número de forma progresiva. Si lo hiciéramos, el bebé aprendería a hablar mucho más tarde y con un vocabulario muy limitado. Ocurre lo mismo a la hora de enseñar signos.

El cerebro de tu bebé está preparado para desarrollar de la mejor forma posible su capacidad comunicativa y es capaz de aprender idiomas más rápido que los adultos.

Lo que ocurre muchas veces es que no es el bebé el que puede sentirse abrumado, sino el adulto, al tener que aprender una nueva habilidad y acostumbrarse a usar signos en su día a día. Así que aquí te dejo algunas pautas para que te sea más fácil adentrarte en el mundo del Baby Sign, pero recuerda que son para ti; tu bebé está preparado para aprender sin límites.

- **Empieza con signos que puedas usar cada día de forma rutinaria.** No hace falta que solamente sean signos asociados a rutinas, sino que formen parte de vuestra rutina de forma específica. Por ejemplo, además de usar signos funcionales como «comer», «bañarse», «terminado» o «leche», puedes añadir a tus primeros signos otros como «oso» en el caso de que tu bebé duerma con un *doudou* que tenga forma de osito. Aliarte con las rutinas y usar signos funcionales pueden facilitarte la incorporación de signos, ya que son momentos que se repiten todos los días y te ayudarán a adquirir este nuevo hábito.

· **Intenta que el signo no se quede estancado en un solo contexto.** Así el bebé entenderá mejor el significado y vosotros practicaréis más. Esto significa que, si en tus primeros signos vas a utilizar el signo «comer», lo hagas cuando sea la hora de comer de tu bebé, pero también puedes incluirlo si jugáis a darle de comer a una muñeca o a los animalitos de la granja de juguete. Del mismo modo, si tenéis una mascota en casa, también podéis utilizar el signo «comer», o si veis a otro miembro de la familia comiendo.

· **Utiliza pósits.** Sí, lo has leído bien. Es un recurso muy fácil y que funciona muy bien. Hay dos formas que te pueden resultar útiles. La primera es poner un pósit de un color llamativo y sin nada escrito en cada una de las zonas en las que pasas más tiempo con tu bebé, y la segunda es usar tres pósits en cada una de esas zonas, pero con una palabra que sepas signar escrita en cada uno. Cualquiera de las dos formas te ayudará a no olvidarte de usar signos y a interiorizar el uso de esta nueva herramienta.

- **Utiliza la música y los juegos como tus aliados.** La diversión y el juego son claves para que los bebés aprendan, por eso hay algunos juegos muy sencillos que puedes hacer con tu bebé y que lo ayudarán a lanzarse a usar signos. Por ejemplo, si tu bebé tiene más de 10 meses, podéis jugar a encender y apagar la luz. Puedes invitar a que sea tu pequeñín el que encienda la luz mientras tú haces el signo «luz», además también ganará consciencia de sus dedos y trabajará la psicomotricidad fina y la relación causa-efecto que tanto les fascina.

Recuerda no limitar a tu bebé, tiene una capacidad mucho mayor para desarrollar nuevas conexiones que los adultos, lo que permite un rápido aprendizaje y adaptación al entorno. Si te apetece enseñarle 40 signos desde un primer momento, puedes ponerlos todos en práctica a lo largo del mismo día. Verás cómo antes de lo que esperas necesitarás incorporar muchos más.

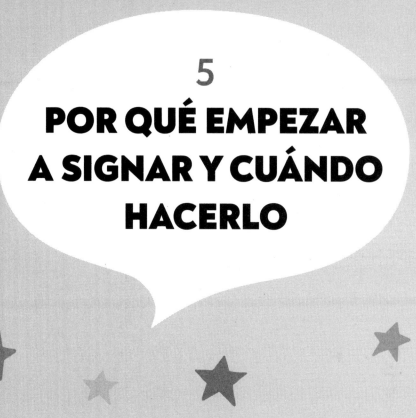

5
POR QUÉ EMPEZAR A SIGNAR Y CUÁNDO HACERLO

> El lenguaje es una puerta abierta
> a la comprensión del mundo para los bebés.
>
> ROBERTA MICHNICK GOLINKOFF

Trabajar y establecer una comunicación temprana con tu bebé será una de las piezas fundamentales para su desarrollo emocional, social y cognitivo.

En este capítulo compartiré, a través de ejemplos reales de familias con las que he tratado directamente, todos los beneficios asociados a utilizar signos como herramienta de comunicación temprana.

Verás también cómo el uso de signos puede transformar la interacción diaria y facilitar una comunicación más profunda y temprana entre padres e hijos.

DESARROLLO EMOCIONAL Y SOCIAL

BENEFICIOS QUE FAVORECE EL DESARROLLO EMOCIONAL Y SOCIAL SANO

- Fortalece el vínculo afectivo
- Aumenta la confianza y la autoestima
- Reduce la frustración
- Fomenta la autorregulación y disminuye los episodios de rabietas

Estimular la comunicación y el aprendizaje de idiomas

EL CASO DE SOFÍA, BEBÉ DE 10 MESES

María acababa de dar a luz a su bebé Sofía. Estaban pasando las primeras noches en casa y adaptándose la una a la otra. María había leído mucho sobre el parto, el posparto y también sobre crianza. Alguna vez le habían hablado del Baby Sign Language y tenía muchas ganas de aprender a usar esta herramienta para evitar las típicas situaciones de frustración cuando los bebés no consiguen hacerse entender.

Empezó a enseñarle signos a Sofía cuando tenía 6 meses, incorporando en sus rutinas signos como «más», «comer», «leche», «dormir»...

Sofía, cuando ya había cumplido los 10 meses, entendía muchos de los signos que le había enseñado su madre y, a pesar de no devolver signos, habían conseguido mejorar mucho su comunicación.

Era viernes por la tarde, habían empezado la rutina de «la hora de dormir» y Sofía estaba acabando la última toma. Ellas solían leer un cuento después de la toma, era el último paso antes de apagar las luces. De repente surgió la magia: justo al acabar el biberón, Sofía se dio dos golpes en el muslo. ¡No se lo podía creer! Sofía estaba haciendo el signo de «perro», el personaje principal de su cuento favorito y que leían todas las noches antes de irse a dormir. María miró a Sofía sorprendida y le dijo: «Sí, cariño, ahora nos toca leer el cuento de Scott (que es el perro del libro)», y Sofía, contenta, volvió a hacer el signo de «perro».

A partir de entonces, y de forma progresiva, Sofía siguió devolviendo más signos como «más», «comer» o «luz».

El uso de signos fomenta un desarrollo emocional sano, ya que **darle al bebé la oportunidad de expresarse fortalece el vínculo con mamá y papá, y aumenta su confianza y su autoestima.**

El vínculo con el bebé está formado por varias piezas, dos de las más importantes son la autonomía y dar respuesta a sus necesidades, ambas presentes en el uso de signos.

Por un lado, ofreceremos más libertad de comunicación y de expresión dándole la oportunidad de compartir con nosotros, de una forma más autónoma, sus necesidades, sus deseos o simplemente todos los descubrimientos que haga de su entorno. Por otro lado, al poder explicarnos de forma más clara lo que necesita, nosotros también podremos ajustarnos mejor y dar respuesta a estas necesidades. Por ejemplo, nos podrá pedir agua cuando tenga sed o explicarnos que ha visto una flor y quiere que lo ayudemos a verla más de cerca.

Cuando podemos comunicarnos entre nosotros, nos sentimos más conectados, y si además esto ocurre con nuestro bebé que todavía no habla o está aprendiendo a hacerlo, afloran de forma inevitable por ambas partes sentimientos de afecto, satisfacción, bienestar y complicidad.

El uso del Baby Sign Language facilitará que tengas más contacto visual con tu bebé, es decir, que lo mires mucho más, y eso hará que os prestéis más atención mutuamente. Esto ayudará mucho a construir un vínculo temprano, a conectar más el uno con el otro y a ver todo el potencial que tiene tu pequeñín de una forma aún más clara.

EL CASO DE MARTÍN, UN BEBÉ DE 18 MESES, Y SU PADRE ANDRÉS

Era martes por la mañana y Martín, con sus 18 meses recién cumplidos, estaba explorando una de sus nuevas pasiones: los encajes. En el suelo del salón había varias piezas de peces de colores que debían encajarse en un tablero de madera con un dibujo del fondo del mar. Martín, emocionado con el juego, intentaba ir colocando alguno de los peces en su hueco correspondiente. Pero, por más que lo intentaba, la pieza no encajaba.

A los pocos intentos empezó a frustrarse. Hace algunas semanas, la misma situación era el detonante de una gran rabieta, llantos, gritos, incluso alguna pieza lanzada con fuerza contra el suelo debido a su enfado.

Esta vez fue distinto. Después de mucha paciencia y constancia por parte de su padre Andrés, que pasaba gran parte del día con Martín, parecía que los episodios de frustración ya no desencadenaban siempre una rabieta. Y es que Martín había aprendido el signo «ayuda».

En lugar de gritar y lanzar las piezas al suelo, Martín se levantó enfadado y, rompiendo a llorar, se acercó a su padre y con su manita hizo el signo «ayuda». Su padre Andrés, emocionado, sonrió y le preguntó: «¿Necesitas ayuda, Martín?», mientras se agachaba para estar a su altura.

Martín seguía frustrado, pero había aprendido una forma de calmar esta frustración con el signo «ayuda».

Andrés cogió el pez y juntos miraron el tablero. «Vamos a ver dónde podría ir esta pieza». Con mucha paciencia, Andrés fue rotando la pieza encima de su hueco correspondiente y dejó que Martín la acabara de encajar solo. «¡Martín, lo has conseguido! Con un poco de ayuda has logrado encajar el pez. Gracias por pedirme ayuda, te quiero mucho».

Martín aplaudió con una gran sonrisa y poco a poco, aunque no le saliera siempre, fue aprendiendo a pedir ayuda antes de dejar que su frustración se desbordara desencadenando una rabieta.

El simple acto de pedir ayuda había cambiado el escenario de tener una experiencia frustrante y negativa a otro muy distinto de aprendizaje y vinculación. Martín estaba aprendiendo a resolver encajes y, a su vez, a incorporar herramientas que lo ayudaran a gestionar sus emociones y a comunicarse de manera efectiva. Andrés le estaba enseñando que puede contar con él siempre que lo necesite y que pedir ayuda es una buena forma de solucionar problemas.

El Baby Sign Language es una forma muy efectiva de reducir las frustraciones. Un bebé de 9 meses, que aún no es capaz de hablar pero sí de mover las manitas para pedirte que cubras alguna de sus necesidades, aprenderá a reconocerlas antes y también a comunicarlas de forma más clara.

En torno a los 18 meses los bebés están preparados para reconocer algunas emociones en ellos mismos y en los demás. Pueden aprender lo que significa estar asustado, llorar, estar triste, estar contento, enfadado, cansado, etcétera. Lo mejor del uso de signos en el ámbito emocional es que el hecho de nombrar y asociar cada emoción con un signo facilita mucho el aprendizaje de estas. El bebé será capaz de empezar a identificarlas, entenderlas, interiorizarlas y comunicarlas de forma progresiva. Esto lo va a ayudar a no llegar tan fácilmente al pico de desbordamiento, y será un recurso más para trabajar hacia la calma cuando sea necesario. Poco a poco y en algunas ocasiones podremos ir fomentando la autorregulación.

Además, en edades cercanas a los dos años, será clave para evitar o disminuir las rabietas originadas por la falta de libertad, o asociadas a ella, en el uso del lenguaje verbal. Por ejemplo:

—Mamá, tete, tete.
—Qué quieres cariño, ¿el juguete?

—No, tete, tete.

—Espera, es el chupete, ¿verdad? Toma, aquí lo tienes.

En este momento el bebé rompe a llorar de frustración, y si seguimos insistiendo, ofreciéndole más opciones erróneas, solamente conseguiremos una cosa: empeorar la situación y darle la bienvenida a una rabieta.

Los niños pequeños simplifican los sonidos de las palabras y, a pesar de intentar decirlo de la mejor forma que saben, suelen adaptarlo a la etapa o fase de desarrollo en que se encuentren. De hecho, muchas veces no son conscientes de los fonemas que no están incorporando de la palabra hasta que vuelven a escuchar cómo la pronunciamos nosotros. Por eso, **cuando los niños están aprendiendo a hablar también es una herramienta muy útil.**

Aunque te parezca extraño, te aseguro que a los 18 o 24 meses tampoco es tarde para incorporar el Baby Sign Language si no lo has hecho antes.

Tanto para ellos como para nosotros es un momento con mucha carga emocional, y el desarrollo del habla se encuentra en una fase de arenas movedizas. Ya consiguen empezar a hablar, pero no consiguen pronunciar tan claro como les gustaría o articular todas las palabras que necesitan. Por ello, **los signos nos facilitarán tener una comunicación** más clara, reforzar el uso de las palabras y asociar bien la palabra que parecen pronunciar con la que realmente está diciendo.

Con el uso de signos la situación anterior se hubiese dado de la siguiente forma:

—Mamá, tete, tete. (Acompañado del signo de leche).
—¿Quieres leche, cariño? Mira, ven a la cocina y preparamos juntos un vaso de leche.

Mucho más claro, ¿verdad?

Además de disminuir las rabietas asociadas a la limitación del lenguaje verbal, los signos nos ayudarán a gestionar mejor las rabietas con un origen distinto.

Además de ayudar al niño a reconocer sus emociones, podemos conectar mejor con él haciendo que se sienta más acompañado y comprendido. No solamente esto, sino que en la fase posrabieta nos será de gran utilidad para darle una narrativa a lo sucedido y ofrecerle herramientas que creamos que le puedan resultar útiles.

DESARROLLO COGNITIVO

BENEFICIOS QUE FAVORECE EL DESARROLLO COGNITIVO

- Aumenta la comunicación y estimula el desarrollo intelectual
- Facilita el aprendizaje de varios idiomas
- Fomenta el interés por la lectura
- Ayuda a desarrollar la motricidad fina

Estimular la comunicación y el aprendizaje de idiomas

EL CASO DE VICTORIA Y SU AMOR POR LAS UVAS

Teresa es la mamá de Victoria, una bebé de casi 9 meses. Junto a su pareja, lleva enseñándole a Victoria signos desde los 4 meses. Hace pocos días han empezado a ver que su pequeña, como buena bebé gourmet, ha empezado a utilizar el signo «más» y «comer». Están felices y muy motivados para seguir introduciendo nuevas palabras a su vocabulario.

Una tarde Teresa decide organizar una cata de frutas para su pequeña, como si de un juego se tratara, para experimentar sabores y texturas diferentes. Así que para merendar prepara un plato con uvas cortadas y unos trozos de naranja.

Victoria se pone contenta en cuanto ve el plato con comida y empieza a comerse las uvas. Teresa le explica: «Te estás comiendo unos trocitos de uvas. Veo que te están gustando mucho las uvas», y lo acompaña con el signo correspondiente de «uvas» al pronunciar la palabra. Cuando Victoria se ha terminado las uvas, Teresa le pregunta: «¿Quieres más?». Ella, contenta, le devuelve el signo «más» con sus manitas respondiendo a la pregunta de su madre.

Emocionada con el progreso, Teresa continúa con la actividad y le enseña la naranja. Después de probarla, Victoria pone cara de sorpresa debido al contraste de sabores, y su madre le explica: «Esto es una naranja», mientras hace el signo «naranja». Pero a Victoria no le interesa y vuelve a hacer el signo «más» alargando el brazo hacia las uvas, claramente diferenciando entre los dos sabores y pidiendo más del alimento que prefiere.

El aumento de comunicación es significativo con el uso de signos. Cuanto mejor podemos entender al bebé, más hablamos de lo que le gusta y le interesa, exponiéndolo a un mayor número de palabras.

Esta exposición a palabras que además son de su interés es lo que necesitan para aprender más adelante a pronunciarlas.

El enriquecimiento de las interacciones diarias que experimentará el bebé funcionará como un detonador para la estimulación del desarrollo intelectual. No solamente por la riqueza de vocabulario que ofreceremos al bebé, sino también por el propio aprendizaje de signos y sus palabras asociadas, en este caso, con diferentes alimentos. Además **fomentamos su capacidad para elegir y expresar preferencias, estimulando su desarrollo cognitivo y comunicativo.**

El uso de signos construye un puente que facilita la transición de no-lenguaje a lenguaje verbal.

Y no solo esto, sino que también actúa como un puente o un denominador común a la hora de aprender más de un idioma.

Así que los bebés de familias bilingües, o que estén expuestos en su día a día a varios idiomas, lo tendrán más fácil mediante la incorporación del Baby Sign Language. Esto es así porque los signos oficiales de esta herramienta son internacionales, no están vinculados a un idioma, de modo que al decir «leche», «llet», «milk», «leite», o en el idioma al que esté expuesto el bebé, el signo que se usa es el mismo. Por lo tanto, facilita el aprendizaje de dos o más idiomas.

Quiero explicarte, por si lo has escuchado o leído en algún sitio, que exponer a un bebé a más de un idioma no conlleva un retraso en el desarrollo del habla.

El bilingüismo tiene muchos beneficios asociados, como la mejora de la capacidad para resolver problemas y tomar decisiones, o una mayor flexibilidad cognitiva. Esta última amplía la capacidad auditiva del niño y mejora la concentración y la creatividad, según el estudio «Los efectos del crecimiento bilingüe en la función ejecutiva de los niños pequeños».

Así que, tanto si en casa habláis más de un idioma como si simplemente queréis que vuestro bebé aprenda más de uno, el Baby Sign será fantástico para que entienda que dos o más palabras que suenan distinto realmente significan lo mismo. Esto le facilitará afianzar mejor el significado de cada palabra, así como el reconocimiento de los patrones de ambas lenguas y la asociación o clasificación de cada palabra en su idioma correspondiente.

Animación a la lectura

EL CASO DE CARLA,
UNA BEBÉ DE 12 MESES

Varias semanas después de impartir uno de los talleres de iniciación al Baby Sign del mes de febrero, me llegó un email de una de las familias que habían asistido. El mensaje decía así:

Hola, Marta:

Te escribimos para darte las gracias y explicarte una anécdota que nos sucedió con Carla.

Nos gustó mucho el taller y una de las herramientas que más nos ha ayudado a ser constantes a la hora de usar signos son los cuentos infantiles.

En casa tenemos varios cuentos colocados en un mueble bajito para que Carla pueda escoger cuál quiere que leamos. Es algo que siempre le ha gustado mucho, pero, desde que empezamos a leer los cuentos acompañándolos con signos, ha sido un antes y un después.

Le encanta, está mucho más atenta y parece que espera que le digamos cómo es el signo de algunos dibujos e imágenes. Además, es una actividad que le encanta hacer también con su padre, pues a veces nos cuesta que no me reclame solamente a mí (ya sé que es normal, pero es un momento especial para los dos y sentimos que conectan mucho).

El otro día hizo el signo de «pelota» mientras mirábamos un libro que tenemos de palabras y no sabes qué motivación. Después de cenar siempre nos hace el signo de «libro» para decirnos que quiere que le leamos un cuento y ella sola coge el que quiere. A veces, si no encuentra el que está buscando, nos hace algún signo de alguna palabra que salga en el cuento. Es fantástico y solamente tenemos palabras de agradecimiento por enseñarnos esta herramienta.

¡Gracias por todo!

Ana y Miguel

La lectura es una de las herramientas que pueden usarse desde la primera infancia y que tienen múltiples beneficios asociados al desarrollo infantil. Leer en voz alta:

- Ayuda a mejorar la adquisición de vocabulario
- Favorece la concentración y la empatía
- Ayuda a mejorar las habilidades narrativas
- Fortalece el vínculo afectivo entre el niño y el adulto
- Mejora la conectividad cerebral

**El Baby Sign Language aplicado
a la lectura amplificará aún más todos
los efectos positivos mencionados y despertará
interés por la lectura.**

Mediante los signos de las palabras que aparecen en los libros, el momento de la lectura será más dinámico, más participativo y divertido.

El cerebro está diseñado para repetir aquello que le genera placer, y además sabemos que la diversión es clave para el aprendizaje. Así que una actividad divertida, que además permite pasar tiempo con mamá o papá y que por lo tanto genera placer, aumentará la probabilidad de que nuestro bebé se enamore de los libros y la actividad de leer.

El niño escuchará la historia y las palabras observando los signos que correspondan, creando una experiencia multisensorial que lo ayudará a consolidar la conexión entre las palabras y su significado.

Así, el Baby Sign **no es solo un complemento a la lectura, es una herramienta que potencia el desarrollo** lingüístico y cognitivo del bebé de una forma que la lectura por sí sola no alcanzaría. Cada cuento actúa como herramienta para la educación y se convierte en una oportunidad para desarrollar habilidades comunicativas complejas desde muy temprana edad.

Desarrollo de la psicomotricidad fina

Además de potenciar las habilidades lingüísticas y cognitivas, el Baby Sign Language tiene un impacto directo en el desarrollo de la psicomotricidad fina del bebé.

El control kinestésico es vital y **el uso de signos involucra y mejora la coordinación mano-ojo y las habilidades motoras finas** del bebé.

Al intentar realizar los signos que corresponden a las palabras, el bebé está llevando a cabo un trabajo constante del control voluntario de los músculos de sus manos y sus dedos.

El esfuerzo por dominar esta habilidad es fundamental para el desarrollo futuro de competencias más complejas, como abotonarse el pantalón, atarse los cordones de los zapatos, escribir, dibujar o realizar trazos precisos.

Verás que es muy normal que cuando tu bebé empiece a devolver signos, no lo haga con la misma precisión que la tuya. Esto se debe a la propia consciencia que tiene el bebé de sus manos y sus dedos, y a la maduración del control motriz. Por ello, además de la propia práctica y repetición de signos, **hay algunas actividades complementarias que son fantásticas para mejorar poco a poco la precisión de los movimientos** y que pueden favorecer el trabajo de motricidad fina.

Verás que los ejercicios que propongo empiezan a los 6 meses, esto no significa que no puedas trabajarla antes. Con bebés tan pequeñitos será suficiente con pasar tiempo boca abajo o *tummy time* para fortalecer los músculos del cuello y la espalda.

Puedes usar diferentes texturas para tocar sus manos y sus pies como telas suaves, plumas, bolas con relieve, o darle un masaje con tus dedos. Y mucho contacto contigo.

EJERCICIOS PARA BEBÉS DE 6-12 MESES

- Ofrece al bebé materiales de diferentes texturas y pesos para que pueda explorar de forma libre. Por ejemplo, un cesto de los tesoros, entre los que puedes incluir juguetes o piezas de distintas formas y materiales para involucrar la sensibilidad táctil.
- Juega con contrastes de temperatura usando elementos como el metal y la madera. Unas cucharas de café, unos bloques de madera y una toalla ligeramente calentada serán suficientes para el juego. El contacto con este tipo de materiales ayuda al bebé a discriminar sensaciones a través del tacto, a categorizar según sus propiedades, y fomentan la exploración.
- Coloca dos recipientes del tamaño de un bol enfrente del bebé e introduce pinzas de colores o cualquier

objeto que sea de su interés en uno de ellos. Transfiere una pinza de un cuenco al otro y anímalo a jugar y repetir el movimiento.

EJERCICIOS PARA BEBÉS DE 12-18 MESES

- Rompe papeles haciendo la pinza con ambas manos o juega a arrugarlos formando bolas y encestando en un recipiente.
- Deja que experimente con lápices gruesos de madera y dale libertad para pintar en un papel grande.
- Proporciona juegos que requieran encajar piezas en huecos concretos, como las cajas de permanencia o los encajes de formas geométricas.

EJERCICIOS PARA BEBÉS DE 18-24 MESES

- Mezcla dos elementos que pertenezcan a la misma categoría como cucharitas y tenedores pequeños o

     macarrones y lentejas, y juega a clasificarlos y separarlos en dos platos o bandejas distintas.
- Incluye al bebé en actividades de la vida práctica y enséñale a abrochar y desabrochar botones grandes, o a subir y bajar cremalleras. Pelar huevos duros o cortar la fruta con un cuchillo apto para bebés también es un buen ejercicio de concentración y trabajo motriz.
- Usa un cordón grueso y anima al niño a enhebrar o pasar macarrones.

Estos son algunos ejemplos, hay muchas otras actividades que ayudan a trabajar la psicomotricidad fina, como la práctica de BLW (Baby Led Weaning), los cuentos con desplegables, apilar bloques, pintura con dedos, instrumentos musicales como maracas o pandereta, etcétera.

Es importante que el niño esté acompañado y puedas ir explicando y presentando cada actividad.

Respeta sus ritmos y no interrumpas el juego, lo importante es que se lo pase bien y disfrute, no que el resultado sea perfecto.

A partir de los 24 meses puedes seguir trabajando la psicomotricidad fina; de hecho, es muy recomendable hacerlo de forma intencionada a lo largo de la primera infancia. Normalmente a los 24 meses tienen un control importante de las manos y dedos y devuelven prácticamente todos los signos de forma bastante clara. Por eso no he incluido más ejercicios, no por el hecho de que no se deban trabajar.

¿QUÉ HAGO SI...?
MI BEBÉ ESTÁ USANDO UN SIGNO, PERO NO SÉ IDENTIFICAR CUÁL ES

Es muy frecuente que haya signos que el bebé no realice exactamente igual que el adulto y, en función del signo y la edad del niño, puede resultar difícil entender qué está intentando decir.

Es una fase completamente normal y es muy parecida a la incorporación de vocabulario verbal, por ejemplo, cuando dicen «tato» para «gato» o «guagua» para «agua».

En el ámbito del uso de signos hay algunas pautas que pueden ser de ayuda para identificar y reconocer el signo que está usando el bebé:

- **Fíjate en el contexto.** Observa bien la situación cuando el bebé está haciendo el signo. ¿Se encuentra en el mismo sitio?, ¿coincide con un momento puntual de la misma rutina? Intenta buscar qué patrones se repiten cuando usa el signo que no logras entender.
- **Revisa los signos que le has enseñado.** Si solamente has introducido signos de rutinas y está haciendo un signo durante la hora del juego, puede que se trate de falta

de vocabulario y recurra a su imaginación para inventar un signo para algún juguete o elemento que le guste. En este caso es importante abrir el abanico de vocabulario y ofrecerle más signos para que pueda aprender a comunicarse de forma más efectiva.

- **¿Qué parte de su cuerpo está tocando?** A pesar de no colocar bien todos sus dedos, muchas veces sí posicionan bien su mano en la zona del cuerpo que corresponda. A lo mejor tu bebé se está dando golpes con el dedo índice o con toda la mano abierta en la barbilla. Podría estar haciendo el signo de «agua», «comida» o «mamá». En este caso, fijándonos en el contexto, podríamos averiguar qué necesita.

- **Prueba y error.** En el caso de que dudemos entre dos o tres palabras, podemos probar si es una de las que pensamos. Siguiendo con el ejemplo anterior, ofrece agua a tu bebé mientras dices: «Aquí tienes agua, cariño», y repites el signo de «agua» de forma correcta.

La reacción del bebé nos indicará si hemos acertado o no. Si notas que ocurre con varios signos, más adelante encontrarás un apartado sobre «corrección de signos» para ayudar a tu bebé a posicionar bien sus manitas en caso de que sea necesario. Pero te anticipo que son casos excepcionales y que, por norma general, el bebé hace el proceso de corrección de forma autónoma, igual que ocurre con el habla.

CUÁNDO EMPEZAR A PRACTICAR BABY SIGN LANGUAGE

A pesar de que se llame Baby Sign Language, no debemos pensar que es una herramienta exclusiva para bebés, sino que también es perfecta para niños pequeños. La horquilla de edad para usar esta herramienta empieza a los pocos meses de vida y normalmente deja de usarse al acercarse los tres años.

Con esto quiero explicarte que no hay una edad perfecta; de hecho, hay muchas familias que quieren empezar nada más nacer su bebé y está bien hacerlo así. Si te fijas, la mayoría de las mamás y papás hablan a sus bebés nada más nacer, incluso ya dentro de la barriga de mamá.

Por esto, del mismo modo que empezamos a hablarles desde que son tan pequeños, podríamos iniciar el uso de signos sin ningún tipo de problema. A pesar de esto, debes tener en cuenta dos aspectos:

- **No por empezar antes, tu bebé devolverá signos antes.** Si por ejemplo tu bebé tiene un mes y sientes ganas de empezar cuanto antes, has de ser consciente de que no empezará a realizar signos a los dos meses, ni a los tres, ni (probablemente) a los cuatro meses. El bebé necesita su tiempo y, aunque seguramente verás que al pasar algunos meses ya te entiende cuando haces signos como «leche», empezar pronto no es una garantía, y puede que hasta los 10 meses no pida «leche» con su manita.

- **Cuanto antes empieces a signar con tu bebé, más paciente deberás ser.** Lo más probable es que debas esperar más tiempo hasta que tu bebé haga sus primeros signos. Es importante tener esto en mente porque uno de los motivos de abandono en el uso de signos es no ver resultados pronto. Cada bebé tiene sus ritmos de aprendizaje y maduración, y es importante respetarlos. Hay algunos casos de bebés a los que se les enseñan signos cuando tienen 4 meses y al cabo de dos meses empiezan a devolver uno o dos signos, pero déjame decirte que es poco habitual.

Una de las preguntas más frecuentes que recibo es: ¿cuándo va a devolver signos mi bebé? Y lamentablemente no hay una respuesta única y universal para todas las familias. He visto a bebés de 6 meses utilizar el signo «leche» y otros que hasta los 14 meses no han empezado. ¡Y las dos situaciones están bien! La diferencia es la velocidad a la que irán incorporando más signos y la claridad con la que usarán sus manitas.

La regla que suele cumplirse y se ciñe bastante bien a la realidad es la siguiente:

Si se empieza a enseñar signos a un bebé que tiene entre 6-8 meses, podemos esperar que devuelva sus primeros signos entre los 9-12 meses.

De todas formas, para que puedas tener expectativas realistas, puedes ayudarte de esta tabla en la que detallo los tiempos medios de espera:

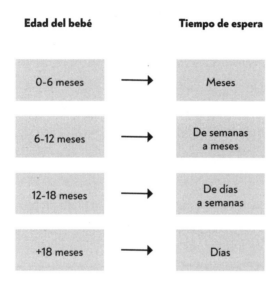

Edad del bebé		Tiempo de espera
0-6 meses	→	Meses
6-12 meses	→	De semanas a meses
12-18 meses	→	De días a semanas
+18 meses	→	Días

Si no estáis seguros de si es un buen momento para empezar, hay una serie de indicadores que pueden ayudarte a identificarlo. Solamente tienes que comprobar si tu bebé:

- Te sigue con la mirada en un espacio limitado.
- Es capaz de prestar atención durante varios segundos.
- Le llama la atención algún animal, juguete u objeto.
- Su comunicación contigo todavía no es fluida ni clara.

Estos indicadores pueden servirte como guía para ver si es un buen momento para empezar o si, por lo contrario, es mejor que esperes algunas semanas o meses.

La mayoría de los bebés que tienen 6 meses cumplen con todas estas características y por ello es la edad en torno a la que se considera buena para empezar. Sencillamente cumplir con estas características nos informa de que están más predispuestos a aprender signos porque seguirán y entenderán mejor el movimiento de las manos.

Además, entre los 6 y los 8 meses, la mayoría de los bebés se aguantan sentados, y su postura favorecerá que presten mejor atención; también tienen las rutinas integradas y establecidas, han empezado la alimentación complementaria y el interés por el mundo que los rodea cada vez es mayor. Todo esto ayuda a que mamá y/o papá sean mucho más constantes a la hora de signar, y la constancia es una de las piezas clave que garantiza el éxito del Baby Sign.

A pesar de estas recomendaciones, quiero puntualizar que **el mejor momento para empezar es cuando tú estés preparado.**

No hay mayor garantía de éxito que las ganas y el empeño de una madre o un padre. Así que simplemente ten en cuenta que deberás ir de la mano de la paciencia y la constancia, porque seguramente estarás varios meses sin ver resultados evidentes y formará parte del proceso.

¿Qué ocurre si el bebé es mayor de 12 meses, incluso de 18 meses? ¿Es tarde para empezar?

¡No es tarde para nada! Ten en cuenta que seguramente habrás notado alguno de estos rasgos:

- Sabe señalar
- Se aguanta sentado sin ayuda, incluso anda solo
- Sabe decir «hola» o «adiós» con la mano
- Sabe decir «sí» o «no» con la cabeza
- Ha empezado a pronunciar sus primeras palabras
- Se frustra cuando no entiendes lo que necesita

Esto significa que tu bebé está más que listo para aprender signos y lo más probable es que empiece a devolver sus primeros signos en pocas semanas o incluso pocos días.

La necesidad comunicativa en estas edades es muy significativa, y tu bebé agradecerá mucho que le enseñes una forma de que pueda explicarte lo que quiere, lo que ve o lo que necesita mientras aprende a hablar.

Las primeras palabras verbales que incorporan los bebés suelen ser sencillas y de baja dificultad, pero habrá muchas otras como «plátano», «cocodrilo» o «columpio» que le resultan más difíciles de pronunciar e incorporará más tarde. Por ello el Baby Sign lo ayudará a usar un mayor número de palabras, y disfrutaréis de ventajas como disminuir los episodios de rabietas, acompañar la gestión emocional, clarificar palabras y entender mejor las necesidades o preferencias del bebé, así como trabajar de forma más completa la adquisición de nuevos idiomas.

**A modo de resumen, ten en cuenta
que cada bebé es único y te deberás fijar
en su propio desarrollo e interés.**

Un buen momento para empezar es entre los 6 y los 8 meses, aunque es solo eso, un buen momento. No hay ningún impedimento para empezar antes o después, y recuerda que el mejor momento para empezar es cuando mamá y/o papá estéis listos para adentraros en el mundo del Baby Sign.

¡ATENCIÓN, MITO!
SOLAMENTE FUNCIONA EN BEBÉS
DE POCOS MESES

El Baby Sign Language es una herramienta valiosa, efectiva y con muchos beneficios asociados para bebés y también para niños pequeños. Su uso no debe limitarse simplemente por la edad; es más importante valorar cada caso de forma individual.

• Cuando se trata de **bebés menores de 6 meses**, por norma general todavía no son capaces de reproducir signos de forma clara y proactiva. A pesar de ello pueden empezar a entender varios de los signos que usan de forma regular mamá, papá o la persona que esté a cargo del bebé.

· **Entre los 6 y los 12 meses** suele ser una etapa en la que el bebé empieza a realizar sus primeros signos y la reducción de frustraciones suele ser más evidente.

· **De los 12 a los 36 meses** se abre una horquilla con una gran diversidad en cuanto al habla se refiere. En esta ventana, y en concreto a partir de los 24 meses, es cuando se requiere una valoración individual, ya que habrá niños que hayan adquirido mucho vocabulario, y sin embargo aún no entendamos gran parte de lo que quieren expresar, y otros que habrán adquirido menos palabras pero cuya pronunciación es más clara. Además, es un momento de gran expansión del lenguaje verbal y, a su vez, de gran carga emocional, por ello el uso de signos puede actuar como facilitador para aprender nuevas palabras, para expresar mejor las necesidades y enriquecer el desarrollo del lenguaje verbal.

Así que no es una herramienta exclusiva para bebés y, por norma general, podemos beneficiarnos del Baby Sign Language siempre y cuando no haya una comunicación fluida y resuelta entre el niño y el adulto.

6
HITOS DEL BABY SIGN LANGUAGE

Los límites de mi lenguaje
son los límites de mi mundo.

LUDWIG WITTGENSTEIN

Durante la etapa de los 0-3 años, también conocida como los Mil Primeros Días, el perímetro craneal de tu bebé pasará de medir 33 a 50 centímetros de media al finalizar este periodo. Este crecimiento ocurre por la maduración del cerebro, empujada por la maduración de las neuronas, todas las redes neuronales que se van formando y que van a sustentar la eficiencia de los aprendizajes futuros. Cuanto mejor esté construida esta base, mejor se van a dar todos los aprendizajes en etapas posteriores.

A partir de los 3 años y aproximadamente hasta los 11 años, el perímetro craneal va a crecer solamente 5 centímetros más. En este periodo los conocimientos del lenguaje van a madurar e incluirán conocimientos del entorno cultural, las matemáticas, la escritura, etcétera. Pero se seguirá sustentando en los cimientos construidos durante los primeros años de vida.

La adquisición del lenguaje verbal se puede dividir en cuatro etapas:

- La **etapa prelingüística,** en la no hay expresión de palabras verbales, pero sí hay comunicación y predomina la gestualidad.
- La **etapa en la que el bebé solamente usa una palabra** para comunicar una idea o una necesidad.
- La **etapa de las dos palabras,** en las que el bebé empieza a combinar dos palabras para expresarse y que se dará cuando su vocabulario incluya al menos 50 palabras.
- La **etapa que corresponde al dominio del lenguaje.**

Las tres primeras etapas y parte de la cuarta corresponden a la infancia, principalmente se relaciona con el periodo de los 0-3 años, en el que hay una gran carga de aprendizaje del lenguaje. De hecho, al final de este periodo ya se pueden apreciar diferencias muy significativas en el nivel de expresión entre niños y niñas expuestos a ambientes sociales distintos.

Una buena construcción del lenguaje permitirá un mejor desarrollo de la lecto-escritura. Esto se debe a que las áreas cerebrales dedicadas a la adquisición y aprendizaje del lenguaje verbal van a reciclarse y reutilizarse para reconocer las palabras escritas y comprender frases y textos. Así que construir de forma consciente los pilares del lenguaje será fundamental para aprendizajes futuros.

¿QUÉ HAGO SI...?
EN LA ESCUELA INFANTIL NO UTILIZAN
BABY SIGN

Estás empezando a utilizar signos para comunicarte con tu bebé, incluso puede que ya haya empezado a devolver alguno, pero en la escuela infantil no utilizan signos. ¿Se frustrará más?, ¿dejará de utilizarlos?

En primer lugar, no te preocupes. Es cierto que muchos bebés pasan varias horas del día con otra persona encargada de su cuidado, pero su principal figura de referencia sigue siendo mamá y/o papá. Es importante mantener la constancia en el uso de signos en casa. Es lo que más ayudará al bebé a seguir asociando signos con palabras y conceptos, reforzando su aprendizaje y comunicación. De todas formas, es importante que la persona al cargo sepa que en casa usáis el Baby Sign Language como herramienta de comunicación temprana con el bebé. De esta forma es muy probable que, si el bebé intenta comunicarse con el uso de signos, puedas aclararle qué intenta decir. Lo más común es que la persona encargada de cuidar al bebé reciba esta información de forma positiva. También puedes hablarle sobre vuestra experiencia en casa e incluso sugerir su incorporación gradual en el aula. Al ser una herramienta desconocida por muchos docentes, las escuelas infantiles que incorporan el uso de signos en el aula son escasas. Desde The Baby Sign Academy pueden acceder a formación específica para escuelas infantiles, para que puedan usar esta herramienta en beneficio de los pequeños y también del propio personal docente.

Es también relevante recordar que los niños son muy adaptables y pueden aprender a comunicarse de diferente manera en función del entorno en el que se encuentran. Intentar mantener una comunicación abierta con los educadores y reforzar el uso de signos en casa ayudará a crear un entorno de aprendizaje coherente y efectivo para tu bebé.

Sabemos que cada bebé es único y que, dentro de unos rangos, seguirá su propio ritmo de desarrollo. Es importante que tengas esto en mente para adaptarte a los tiempos que necesite tu bebé y ofrecerle las herramientas que pueda necesitar en cada etapa.

El uso del lenguaje implica recibir y comprender la información y los mensajes, y ser capaz de formularlos y emitirlos.

Navegaremos por todo el proceso que se da desde la introducción de signos como herramienta para la comunicación hasta la transición al lenguaje verbal.

Los hitos que leerás son meramente orientativos y pretenden dar información sobre el proceso que seguirá el bebé si empezamos a introducir signos alrededor de los 6 meses. Si introducimos el Baby Sign Language a bebés de 10, 12 o 18 meses, los hitos se darán más rápido, pero la ruta seguirá el mismo orden.

1. Reconoce y responde a los signos

Desde que empezamos a enseñarle signos al bebé, podremos comprobar cómo observa nuestras manos, poco a poco irá asociando la palabra con su significado y el movimiento de las manos. Alrededor de los 6 meses el bebé reconocerá los signos que hayamos introducido.

Es el paso más importante y que va a dirigir el proceso hacia el éxito. Si hay comprensión, hay aprendizaje, y será cuestión de tiempo que el bebé transite por las siguientes fases. Identificarás esta fase cuando, por ejemplo, al hacer el signo «leche» antes de darle la toma, veas que el bebé:

- Abre más los ojos, está más atento y concentrado prestando atención a tus manos.
- Sonríe con la boca abierta, emite un sonido de alegría semejante a la risa. Está contento porque anticipa lo que significa el signo.
- Si llora, puede que lo haga más fuerte o que se calme.

- Mueve sus brazos o sus piernas de forma enérgica, contento de que sus necesidades se vayan a cubrir.

2. Balbucea

Del mismo modo que en el desarrollo del habla se da una fase inicial de balbuceo, en el aprendizaje de signos también. En la adquisición del lenguaje verbal, esta etapa se caracteriza por la repetición de sonidos y es fundamental para el aprendizaje del habla. Escucharemos al bebé decir «mamamamama» pero, aunque nos encantaría, todavía no está diciendo «mamá» y no lo ha asociado con su verdadero significado.

Entre los 6 y los 8 meses veremos el mismo patrón aplicado al uso de signos. En esta fase muchas familias me dicen:

—Mi bebé pide leche muchas veces al día, pero cuando le ofrezco el pecho se engancha un minuto y se suelta. Parece que en realidad no quiere. ¿Qué está pasando?

Simplemente **está balbuceando en signos.**

Identificarás esta fase cuando veas que el bebé:

- **Usa el signo fuera de contexto y de forma repetida o en bucle.** Por ejemplo, puede estar estirado en el suelo de la zona de juego y hacer el signo «leche» mirando concentrado el movimiento de sus manos y la posición de sus dedos. Incluso podemos ver cómo lo hace con ambas manos a la vez.

- **No le interesa la reacción del adulto y no hace contacto visual.** Siguiendo con el ejemplo anterior, el bebé no busca la respuesta del adulto, no tiene intención de pedir leche para alimentarse, y si lo cogemos para ofrecerle una toma, rechazará la leche o tomará excesivamente poca.

3. **Signa por imitación**

Es una fase muy emocionante, el bebé ya es capaz de controlar bien el movimiento de su mano y cuando mamá o papá hace el signo, lo imita casi de forma automática. Es parte del desarrollo del lenguaje y la comunicación temprana, y es un indicador claro de que vamos por muy buen camino.

En el cerebro de tu bebé existen una serie de neuronas que se activan cuando observa a otro realizando una acción concreta, son las conocidas «neuronas espejo» y, como su propio nombre indica, permiten al bebe reflejar las acciones que ve.

Según la teoría del aprendizaje social de Albert Bandura, los niños aprenden a través de la observación y la imitación dentro de un contexto social. Es decir, no aprenden únicamente a través de su experiencia propia, sino también al observar e imitar a otras personas de su entorno cercano.

La imitación no es solo una forma de aprender, también es una forma de conectar con el otro.

El bebé esperará a ver la reacción de mamá o papá al imitar los signos, y el reconocimiento es importante para reforzar la imitación y promover la asociación del signo con su significado correspondiente.

4. Signa de forma independiente

Ha llegado el momento más esperado: ¡el bebé está signando!

Normalmente se da entre los 9-12 meses. Es un hito crucial en su desarrollo comunicativo, y la autonomía en el uso de signos empezará a ser evidente. A pesar de no realizar el signo de forma precisa, podremos entender qué signo está realizando y eso mejorará significativamente la comunicación con el bebé.

Cuando el bebé empiece a usar signos de forma correcta para comunicarse, el conocimiento sobre las palabras se enriquecerá, así como los conceptos y el proceso de comunicación. Todos fundamentales en la adquisición del habla.

5. El vocabulario de signos crece

Entre los 12 y los 18 meses, el bebé empezará a aumentar su vocabulario de signos incorporando cada vez un número mayor de signos que le permitan mejorar la expresión de su mundo interior.

El bebé de 12-18 meses:

- Está muy motivado para expresar sus necesidades y deseos.
- Será capaz de aprender nuevos signos en cuestión de días o pocas semanas.
- Puede tener un vocabulario de 10-50 palabras verbales al llegar a los 18 meses y puede complementar la comunicación verbal con más de 50 palabras signadas en esta misma edad.
- Puede que los signos no se parezcan de forma exacta a los del adulto.
- Empezará a combinar el uso de algunos signos con su palabra verbal correspondiente cuando no sea capaz de pronunciarla con claridad.

6. **Combinación de signos y uso de lenguaje verbal**

Cuando el vocabulario del bebé alcanza las 50 palabras, ya sean 50 palabras verbales o una combinación de signos y palabras, puede empezar a combinarlas. Normalmente suelen ser construcciones simples como «más agua». Este hito suele darse entre los 18-24 meses y el aprendizaje de nuevos signos se da en cuestión de horas o pocos días.

En esta etapa muchas familias piensan que es tarde para empezar a signar; sin embargo, el uso de signos va a ser de gran utilidad para:

- Clarificar palabras que el bebé no pronuncia de forma clara.

- Diferenciar entre palabras que el bebé pronuncia de la misma manera.
- Disminuir frustraciones y sustituir algunos episodios por una comunicación eficaz. Por ejemplo, en lugar de golpear la mesa o gritar, puede decirnos que quiere «más manzana».
- Fomentar la adquisición del lenguaje verbal. Recuerda que uno de los objetivos principales del Baby Sign Language es potenciar la adquisición del lenguaje verbal y el aprendizaje de vocabulario.

A partir de los 24 meses empezará el periodo de transición de forma muy clara hacia el habla.

7. **Abandono de signos y uso exclusivo del lenguaje verbal**
   De los 24 a los 36 meses podremos observar dos acontecimientos:

- El bebé **solamente usa la palabra verbal a pesar de conocer el signo.** Esto puede ocurrir con palabras fáciles de pronunciar y que seguramente llevará algún tiempo practicando, como mamá, papá, agua, pelota...
- El bebé **recurre a los signos para reforzar la intención de comunicación.** A pesar de saber pronunciar la palabra «más», observaremos que usa el signo y la palabra a la vez. Esto suele ocurrir cuando quiere «más» de algo que le gusta mucho o tiene muchas ganas de seguir haciéndolo.

Su vocabulario verbal empieza a ser muy considerable; llegado a los 36 meses es muy probable que haya dejado por completo el uso de signos y se exprese solo mediante el habla.

Al igual que el bebé deja de gatear para andar y correr, lo mismo ocurrirá con los signos. Poco a poco se dará esta transición de los signos al habla, hasta que el uso de signos desaparezca. Igual que muchos otros hitos, como el control de esfínteres o aprender a comer con cubiertos, el habla tomará las riendas de la comunicación, los signos habrán hecho su gran función de apoyo en el desarrollo de esta.

¿QUÉ HAGO SI...?
MI BEBÉ USA EL MISMO SIGNO PARA REFERIRSE A DISTINTAS PALABRAS

El desarrollo de la comunicación es progresivo. Es completamente normal y muy frecuente que los bebés experimenten una fase como esta. De hecho, la mayoría de las veces también usan la palabra verbal «mamá» o «papá» para referirse a otras cosas distintas pero, al requerir nuestra ayuda o presencia, las usan como sustitutivo. Por ejemplo, pueden decir «mamá» o «papá» para que los cojamos en brazos o les acerquemos algún objeto. Con el uso de signos puede ocurrir lo mismo.

En el caso de que observes al bebé usando el signo «más» o «leche» para referirse a varios objetos o acciones que no corresponden con el significado del signo, no te preocupes, es normal y acabará usando el signo que le corresponde a cada palabra a la que quiera referirse.

Te voy a explicar dos escenarios (los más comunes) que explican este hecho y algunas pautas para mejorar la situación.

- **El signo es demasiado complejo.** Suele suceder cuando el bebé hace poco que ha empezado a usar signos. A pesar de que el bebé pueda entender el signo y el significado, algunos signos como «mariposa» o «jugar» pueden requerir unas habilidades y un control motriz que todavía no ha desarrollado o alcanzado. **Siempre que sepas a qué se está refiriendo el bebé al usar el signo erróneo, es importante que le ofrezcas un refuerzo claro y positivo.**

  Por ejemplo: Vemos que el bebé está haciendo el signo «más» pero sabemos de forma clara que se refiere a una mariposa. Ante esa situación, podríamos decir algo parecido a: «Oh, una mariposa. Mira qué bonita la mariposa», siempre reforzando la palabra «mariposa» con su signo correspondiente. Poco a poco irá intentando realizar el signo por sí mismo.

  Todavía no se ha construido la relación palabra-signo-significado. Igual que en el ejemplo anterior, puede que ocurra lo mismo para signos que no son de alta complejidad, como por ejemplo el uso de «más» para referirse a «comer». Lo más frecuente es que el bebé necesite afianzar bien el gesto que debe realizar con la mano. Es capaz de hacerlo, pero en su lugar usa un signo que tiene más afianzado. Deberemos seguir la misma estrategia de antes: clarificar y reforzar de forma positiva. «Veo que quieres comer. Vamos a sentarnos juntos para comer».

Además, el signo «comer» puede realizarse en el cuerpo del bebé, esto lo ayudará antes a signar de forma correcta. (Las estrategias de posición las veremos con más detalle en el capítulo 7).

- **Le falta vocabulario.** Si hemos introducido pocos signos, puede ser uno de los motivos. El bebé ha empezado a usar signos pero lo hemos limitado a las rutinas para facilitarnos el hábito de signar, o simplemente no hemos prestado atención a incorporar signos de elementos de alto interés para el bebé.

  Lo mejor que puedes hacer en este caso es ampliar el listado de vocabulario enseñándole más grupos de signos como animales, alimentos, juguetes, elementos de la naturaleza, etcétera. De esta forma le será más fácil al bebé usar el signo correcto para referirse a su alimento favorito o al animal que más le llame la atención.

En cualquiera de los casos es importante reforzar el signo de forma positiva. No hace falta destacar el error, simplemente hacer el signo que realmente quiere usar el bebé de forma clara y correcta.

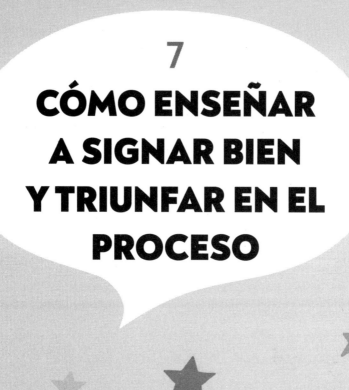

7
CÓMO ENSEÑAR A SIGNAR BIEN Y TRIUNFAR EN EL PROCESO

El aprendizaje es más eficaz
cuando es un proceso activo, no pasivo.

Lev Vygotsky

El mundo del Baby Sign Language es una aventura emocionante y un camino que vas a recorrer junto a tu bebé. Además de promover el desarrollo temprano del lenguaje y facilitaros mucho la comunicación entre vosotros, esta herramienta permitirá que viváis momentos únicos, descubráis juntos el mundo y vuestro vínculo sea más fuerte y sano.

Este capítulo está pensado para que descubras la forma de triunfar en el uso de signos con tu bebé y disfrutes al máximo de esta herramienta.

El método para garantizar el éxito del Baby Sign va más allá de hacer signos mientras hablamos, pero la realidad es que tampoco es un trabajo especializado de la NASA. Sin embargo, hay pautas importantes que debes seguir y una serie de errores que debemos evitar para tener éxito y conseguir comunicarnos de forma efectiva con nuestro bebé y que se dé una estimulación óptima del desarrollo del lenguaje.

ESTRATEGIAS DE POSICIÓN

Empezamos con la posición corporal, tanto la nuestra como la del bebé. Este aspecto es clave para maximizar las oportunidades de integrar los signos en el día a día de manera que capten la atención del bebé y faciliten el proceso de aprendizaje visual y cognitivo.

1. **Signar cara a cara**

   Es la mejor forma para incorporar y enseñar signos. Solemos tener la atención plena del bebé, ya que se cumplen varios aspectos:

   - **Estamos al nivel de sus ojos,** de manera que facilitamos el contacto visual directo, y de forma inconsciente el bebé nos percibirá de forma más accesible mejorando su atención e interés por lo que le estemos explicando.
   - **Los movimientos de la mano se aprecian bien,** de forma clara, y además disponemos de ambas manos para realizar el signo de manera precisa.
   - **La expresión facial que acompaña a algunos signos,**

como los que corresponden a las emociones, se apreciará mejor. Esto le aportará información complementaria al bebé y lo ayudará a entender mejor el signo y el significado.

Sin embargo, suele ser menos frecuente de lo que esperamos y la mayoría de las veces estamos en otra posición, tenemos al bebé en brazos, está sentado en nuestro regazo o sencillamente no nos está mirando. Pero que no cunda el pánico, hay más estrategias que puedes seguir y adaptar a las distintas situaciones que te encuentres.

2. Signar en el cuerpo del bebé

Es una forma fantástica de ayudar al bebé a entender en qué parte del cuerpo se orienta el signo. Te darás cuenta de que la mayoría de los bebés menores de 15 meses realizan algún signo en una zona distinta a la que corresponde el signo. Por ejemplo, podemos observar al bebé haciendo con sus manitas el signo «pájaro» o «comida» en la barbilla, en lugar de en la boca.

Hacer el signo en el cuerpo del bebé hará que note y que sienta el signo en la parte del cuerpo que corresponda, esto le dará más información sobre hacia dónde tiene que dirigir su mano y lo ayudará a utilizarlo de forma correcta.

Ten en cuenta que esta estrategia solamente funciona con los signos que, de manera natural, tocan el cuerpo.

Puedes aplicarlo con signos como «comida», «dormir» o «bañarse». No funciona y no debemos hacerlo con signos que no tocan el cuerpo como «leche», «terminado» o «pelota».

3. Con una sola mano

¿Cuántas veces tienes a tu bebé en brazos cuando estáis juntos? Seguramente pasarás así gran parte del día, ¡y es genial!

Recuerda que el contacto y sostener al bebé en brazos no son ningún capricho, sino una necesidad que tiene el bebé, y es beneficioso para su desarrollo emocional sano.

Por eso habrás desarrollado la técnica de usar un brazo para sujetar al bebé y así poder usar el otro brazo para realizar el resto de las tareas. Te cuento, como anécdota graciosa, que así aprendí a romper huevos con una sola mano. Con un bebé de pocos meses y una niña de dos años..., ¡pura necesidad y supervivencia!

Con el uso de signos ocurre lo mismo. Si solamente tienes una mano libre, puedes usarla para realizar la gran mayoría de signos, y te aseguro que es mucho más fácil que aprender a romper huevos con una mano.

Verás que **muchos de los signos están pensados para poder**

hacerse con una sola mano y así facilitar la frecuencia de uso y lograr una mayor exposición y trabajar por una comunicación temprana. Es una técnica flexible y extremadamente práctica, ya que permite seguir haciendo actividades como alimentar, cocinar, o simplemente moverte de un sitio a otro de la casa.

Si vas a modelar signos con una sola mano, debes tener en cuenta que el signo debe ser claro y que, por lo tanto, puede que haya signos que no puedas hacer, como por ejemplo «más», «pelota», «daño/dolor».

Esta estrategia sí podrás aplicarla con signos como «comer», «dormir», «agua», «leche», «terminado», «muñeca», «bañarse», etcétera.

Esta estrategia te ayudará a ser más constante, así que puedes usarla siempre que quieras para fomentar un ambiente de comunicación adaptado a la vida de cuidar un bebé.

4. En su campo de visión

Esta estrategia será de gran utilidad cuando el bebé esté sentado en nuestro regazo y su espalda esté apoyada en nuestro pecho y abdomen. Puede que te encuentres en esta posición cuando leáis un libro, durante la hora de la comida, o simplemente estéis sentados en el suelo observando algún juguete, unas flores o cualquier elemento que sea de interés para el bebé.

En esta posición tendrás que colocar tus manos en su campo de visión para realizar el signo. De esta forma el bebé observará cómo debería verse sus propias manos al hacer el signo. Además, lo ayudaremos a prestar atención al movimiento de nuestras manos al posicionarlas al nivel de sus ojos.

Tener al bebé sentado en nuestro regazo permitirá que podamos hacer prácticamente todos los signos de forma clara, como «más», «terminado», «judías», «pescado», «pelota», etcétera. Además, los signos que toquen el cuerpo, como «comer», «manzana» o «vaca», los podremos realizar sin problema desde esta posición.

Como ves, **es fácil adaptar el uso de signos en las situaciones más frecuentes que compartimos con el bebé.** Tanto si tenemos ambas manos libres, estamos cara a cara, lo tenemos sentado en nuestro regazo o incluso si estamos frente a un espejo, podemos enseñar signos al bebé de forma efectiva. Esto ayudará a que seamos más constantes, adquiramos más fácilmente el hábito de incorporar signos en nuestro día a día y podamos disponer de las herramientas necesarias para una buena estimulación del lenguaje.

Y por si te entra alguna duda en cuanto a la posición corporal: **la única forma de signar mal es no hacerlo.**

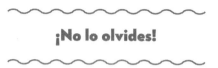

¡No lo olvides!

Tanto si eres diestro como si eres zurdo, puedes signar con tu bebé de forma exitosa; simplemente **usa tu mano dominante para modelar los signos que quieras enseñarle.** Por norma general, te aconsejo que no des importancia a la mano que usas para realizar el signo, sino a que el signo sea correcto, claro y preciso.

Para palabras como «leche», «dormir» o «comer» es aconsejable que hagas el signo con tu mano dominante. Aunque si tienes a tu bebé en brazos y tu mano dominante está ocupada, podrías utilizar tu mano no dominante como alternativa.

Para palabras como «canción», «otra vez» o «caerse», en las que una mano está quieta y la otra se mueve, tu mano dominante debería ser la que realiza el movimiento y tu mano no dominante la que se queda estática.

Ten en cuenta que hasta los cinco años no se define de forma clara la preferencia de lateralidad, y aproximadamente a los 6 años ya se considera establecida. Así que el bebé usará la mano que le sea más cómoda para realizar los signos, incluso puede que las use de forma alterna.

LAS CINCO CLAVES DEL ÉXITO

Si bien antes he mencionado que el Baby Sign no requiere la formación necesaria para trabajar en la NASA, hay una serie de claves que van a garantizar que el cohete llegue a su destino. Usando estas pautas, te aseguro que tu bebé va a devolverte signos, y lo hará en cuanto se lo permita su proceso de aprendizaje y su desarrollo motor. Ten presente que todos los bebés a los que se les enseña de forma correcta el uso de signos, TODOS, devuelven signos. Así que vamos a ver las claves para triunfar con el método:

1. **El triángulo de oro**
   Sin duda esta es la directriz más importante. Siempre que uses un signo y, muy especialmente a la hora de introducir nuevos signos, **debes realizar el signo mientras dices la palabra correspondiente, y a su vez el significado de la misma debe ser evidente.**

   Por ejemplo, si a un bebé de 8 meses se le enseña el signo «pelota», debemos decir la palabra «pelota» mientras hacemos el signo «pelota» y, además, el bebé tiene que estar viendo la pelota. Es decir, se debe cumplir el triángulo de oro: signo - palabra - significado.

   Si falta alguno de estos tres elementos, puede que el bebé haga la asociación de forma incorrecta y se produzcan errores de concepto o confusión de signos.

   Si en lugar de objetos, nos referimos a una acción como

«bañarse» o «comer», el signo siempre debe usarse cuando se está realizando la acción, justo antes o justo después. Una vez seamos conscientes de que el bebé ya ha asociado de forma clara el signo - palabra - significado, podremos empezar a usar los signos para la anticipación o las preguntas. Por ejemplo, si vemos que el bebé ya entiende los signos «bañarse» y «pelota», podríamos decir: «Vamos a subir las escaleras para ir a bañarnos», o: «¿Quieres que juguemos con la pelota?», a pesar de que el bebé no vea la bañera acabándose de llenar o la pelota esté fuera de su campo de visión.

2. Constancia y repetición

Es importante que no confundamos la constancia y la repetición con entrar en bucle o ser insistentes rozando la pesadez.

Ser constantes es fundamental y significa que debemos intentar utilizar los signos que hayamos decidido o que sepamos hacer a lo largo de todo el día y todos los días. Esto resultará en dos hechos fundamentales:

- **Una mayor exposición.** El bebé verá los signos con más frecuencia, por lo que le daremos más oportunidades para que se fije en el movimiento de las manos y lo vaya integrando mejor.

  Por ejemplo: si usamos el signo «cuento» solo una vez aislada, será muy distinto que si el bebé ve el signo todos los días o más de una vez al día. Evidentemente hay palabras que, de forma natural, las utilizaremos más que otras, pero en su globalidad la constancia garantiza una mayor exposición y esto favorece el aprendizaje y el uso de signos por parte del bebé.

- **Mayor variabilidad de contexto.** El contexto debe ser muy claro para que el bebé entienda bien a lo que nos referimos, y si además usamos el signo en contextos distintos le estaremos dando más información y claridad sobre el significado de la palabra y del signo correspondiente.

Por ejemplo: un bebé que vea el signo «terminado» exclusivamente a la hora de comer no entenderá su significado tan rápido como un bebé que está expuesto al signo «terminado» a la hora de comer, de jugar, de bañarse, etcétera.

Debemos incorporar el uso de signos como un hábito: cuanto más usemos los signos durante el día, antes conseguiremos que el bebé devuelva algún signo.

Es importante no ser insistente: «Mira, leche. ¿Quieres leche? Le-che, le-che. ¿A ver cómo lo haces tú? Leeecheee». Esto no, por favor. El pobre bebé se va a sentir abrumado, y lo único que conseguiremos es que no devuelva signos. La clave está en incorporar los signos con naturalidad, de la misma forma que le hablamos al bebé pero acompañándolo con los signos que correspondan.

Además de la constancia, podemos utilizar la técnica «modo *repeat,* ¡pero con límite!». Esto significa que los signos que correspondan a acciones más o menos largas nos permitirán usarlos y repetirlos un par de veces o tres dentro de la misma acción.

Te pongo un ejemplo con el signo «bañarse»: Mientras acabamos de llenar la bañera, dejamos a nuestro bebé listo para entrar y le decimos: «Vamos a bañarnos», lo metemos dentro del agua y le ponemos un poco de jabón, y añadimos: «Ahora mamá/papá te está bañando», y antes de sacarlo de la bañera puedes indicarle: «Hemos terminado de bañarnos», y lo sacamos de la bañera.

Es una buena forma de exponer de forma repetida el mismo signo y dentro de la misma acción, aunque lo importante es que la propia acción lo permita. Por ejemplo, ocurriría algo similar con el uso del signo «más» a la hora de comer.

3. Míralo a los ojos

Es uno de los motivos por los que se establece un vínculo más fuerte y temprano con el niño. A diferencia del lenguaje verbal, **el Baby Sign Language necesita ser realizado mirando siempre al bebé.** Intenta estar siempre que puedas en su campo de visión, agáchate o acércate si es necesario para que puedas establecer contacto visual. Ten en cuenta que tu bebé también necesita ver el movimiento de tu boca para interpretarlo bien e imitarlo en un futuro. Por este motivo es bueno que (en la medida que puedas) estés a la altura de los ojos de tu bebé.

Seguramente notarás que muchas veces no te mira, ¡no te preocupes!, es normal y bueno que observe su alrededor. De todas formas, continúa utilizando signos igualmente, ya que por un lado te ayudará a establecer bien este nuevo hábito y por otro ayudarás a tu bebé a que tenga más oportunidades de fijarse en que el movimiento de tus manos se asocia a un significado concreto. Notarás un momento en el que el bebé es consciente de ello y buscará mucho más poder observar tus manos.

4. Que sea divertido

El juego y la diversión son fundamentales para el proceso de aprendizaje sano de los niños. Es la forma más primaria e intuitiva que tenemos de aprender, relacionarnos y entender normas y patrones de relación social.

Incorporar la diversión en la enseñanza del Baby Sign Language ayudará a mantener el interés del bebé, a que retenga mejor los nuevos signos que introducimos y a fomentar a su vez la curiosidad y creatividad.

Y es que **el juego mejora significativamente la efectividad de la estimulación temprana.** Los ambientes de aprendizaje que son complacientes y positivos mejoran la retención de información a largo plazo en los bebés y niños pequeños, y los invita a la participación activa. Por este motivo, en la enseñanza de signos es muy útil incluir actividades como:

- **La música y las canciones.** Además de ser agradable para el bebé, la música ayuda a estructurar la información, mejorando las habilidades lingüísticas y potenciando la memoria.
- **Los juegos.** Potencian la creatividad y espontaneidad del niño. Podemos inventar juegos, como el cucutrás acompañado de signos, tapar y destapar objetos o adivinar «dónde está» algún objeto que sea de interés para el bebé. Es una forma genial de introducir nuevos signos y compartir un momento de atención plena con el bebé.
- **Los cuentos.** Utilizar las imágenes de los libros o cuentos como recurso para acompañar las palabras con signos puede ser de gran ayuda. Será un medio efectivo para convertir esta actividad en un momento estimulante e interactivo para el bebé.

Recuerda que no debes limitar el uso de signos a rutinas, el interés por el Baby Sign Language con el juego crece mucho más rápido que sin él.

5. Celebra todos sus éxitos

La motivación es clave para seguir aprendiendo. Por ello

es importante que uses el refuerzo positivo para impactar de forma favorable en el proceso cognitivo del bebé.

El camino habrá implicado esfuerzo por ambas partes, de modo que es necesario celebrar los logros del bebé al usar correctamente un signo.

Algo tan simple como aplaudir o decir «¡Muy bien!» cuando imite o haga un signo sin ayuda tendrá un gran impacto en el proceso de aprendizaje. Ten en cuenta que el reconocimiento y el elogio activan áreas del cerebro asociadas a la recompensa y el placer y, a su vez, mejoran la memoria y el aprendizaje. Pero ¡cuidado!, no debemos usarlo siempre, para todo y casi de forma automática.

A la hora de celebrar debes incluir palabras de aliento, que refuercen el logro que ha conseguido el bebé.

Si solamente transmitimos un «muy bien», dejamos de lado el esfuerzo del proceso focalizando nuestras palabras en el resultado. Así que no olvides combinar los elogios con palabras alentadoras. Puedes incluir frases como: «¡Lo has conseguido!, ¿Estás contento?», «Mamá/papá te entiende, gracias por esforzarte, cariño», «¡Fíjate en tus manos, así me puedes pedir la pelota!».

Así el bebé verá que celebramos sus logros y a su vez lo animaremos para seguir participando de forma activa en su propio proceso de aprendizaje. Usar esta combinación elogiar + alentar (inclinando la balanza hacia las palabras alentadoras) ayuda a construir una autoestima independiente de las valoraciones externas y potencia la confianza en uno mismo.

Si notas que no coloca bien sus manos, o no hace bien sus movimientos, o la posición de sus dedos no es precisa, sigue modelando bien tus manos y verás cómo poco a poco irá corrigiendo el signo. Más adelante encontrarás una guía completa sobre la corrección de signos.

¡NO LO OLVIDES!

Cuanto más claros sean los signos que realiza el adulto, cuanto mejor estén posicionados los dedos y más entendible sea el movimiento de la mano, más facilitaremos al bebé que entienda bien el signo y, por lo tanto, que lo devuelva lo mejor posible.

SI NECESITAS IR DESPACIO...

Recuerda que, para el bebé, no es necesario limitar el número de signos ni esperar a que devuelva los signos que le quieras enseñar para incorporar más vocabulario.

Querer empezar con muchos signos puede ser abrumador para el adulto. Por este motivo, si eres tú el que necesitas empezar poco a poco, **hay algunas palabras que puedes priorizar siguiendo estas pistas que te ayudarán a identificar las preferencias de tu bebé.** De esta manera te será más fácil saber qué signos le interesarán más a tu pequeñín y tendrás más éxito en el proceso de aprendizaje.

Antes de empezar a responder:

- Ten en cuenta que **si no puedes completar la mayoría de las frases, significa que tu bebé es muy chiquitín,** y mi recomendación es que introduzcas signos principalmente funcionales y relacionados con sus rutinas diarias, como por ejemplo «leche», «dormir», «más», «bañarse»...
- Es importante que **no fuerces vuestras conversaciones,** háblale con naturalidad, usando el mismo vocabulario que incluirías si no usaras signos. De esta manera el bebé no se sentirá abrumado, y para ti será más fácil añadir los signos que decidas a las palabras que usas de forma habitual con naturalidad.

Ahora que ya lo tienes en cuenta, piensa en lo que sabes de tu bebé y completa estas frases:

1. El animal de granja favorito de mi bebé es

_____

2. El animal salvaje favorito de mi bebé es

   _____

3. El juguete que más le gusta es _____

   _____

4. Cuando tiene hambre, mi bebé disfruta comiendo

   _____

5. La fruta que prefiere es _____

   _____

6. Antes de dormir, siempre leemos el cuento

   _____

7. Al pasear, mi bebé se fija en _____

   _____

8. La canción que le pone de buen humor es

   _____

9. Mi bebé se calma cuando le doy _____

   _____

10. La actividad que disfrutamos hacer juntos es

    _____

Una vez tengas las respuestas, podrás establecer los primeros 10 signos en función de lo que a tu bebé le gusta o es importante para él.

A partir de ahí, será importante que sigas añadiendo nuevos signos de forma gradual. Ampliar el vocabulario es clave para enriquecer la capacidad de expresión del bebé y, a su vez, conseguir por tu parte mantener el hábito y la constancia por aprender.

LAS CINCO CLAVES DEL FRACASO (O ERRORES QUE DEBES EVITAR)

1. **Preguntar en exceso o forzar las manos del bebé**
Abrumar o insistir con preguntas repetidas del tipo «¿Qué es esto?», «Qué es?», «¿Cómo se dice?», «Venga, hazlo tú, que ya sabes» será contraproducente y lo más probable es que el bebé acabe rechazando el aprendizaje del uso de signos.

> **Debemos respetar sus tiempos, siempre priorizar la explicación o descripción antes que la pregunta.**

Esto ayuda mucho a los bebés a entender mejor a lo que nos estamos refiriendo, a satisfacer su curiosidad y a no sentirse forzados durante el proceso.

Del mismo modo que avasallar con preguntas constantes y repetidas llevará al bebé a una experiencia negativa, **si forzamos físicamente sus manos obtendremos el mismo resultado.**

Hay momentos puntuales en los que podemos tocar las manos del bebé (explicado en la siguiente caja de información), pero en general es una práctica que debe evitarse.

El papel del adulto debe ser de acompañante y de guía, debe fomentar la autonomía del niño para potenciar su motivación intrínseca y la retención de las habilidades aprendidas.

2. **Ignorar los signos del bebé o retrasar cubrir la necesidad**
Los intentos de comunicación del bebé deben ser siempre validados. No pongas en práctica la ignorancia para conseguir la corrección. Es un error pensar eso de «A ver si consigo que haga bien el signo haciendo ver que no le entiendo».

Como podrás imaginar, **una situación así será frustrante para el bebé y lo conducirá a una desmotivación asegurada.** Así que:

**Es crucial responder
siempre al bebé,
a pesar de que el signo no sea
preciso y pueda mejorarlo.**

Según la Asociación Americana de Psicología, la respuesta rápida y en positivo a los intentos de comunicación por parte del bebé contribuirá a un desarrollo sano de su autoestima y su mundo emocional. Así que recuerda que la ignorancia no va a ser nunca un recurso útil.

Del mismo modo, si el bebé ha conseguido hacer el signo «leche» para pedir el pecho o el biberón, no debemos hacer lo siguiente: «A ver, vuélvelo a decir», «Mira lo que tengo (enseñando el biberón)», «A ver cómo se dice», «Hasta que no lo pidas, no te lo doy». Es sorprendente la cantidad de casos que he encontrado con prácticas de este estilo y, evidentemente, estas dinámicas acaban frustrando mucho al bebé y pueden provocarle un rechazo al uso de signos.

3. **Usar el signo sin decir la palabra**

Aunque parezca evidente, es un error frecuente en situaciones como la siguiente:

Ya hemos visto al bebé usar el signo, sabemos que ha entendido el concepto y ha empezado a pronunciar algunas palabras. Sin ser nada malintencionado, sino una práctica más bien intuitiva, decimos: «Mira, esto es una...» (mientras hacemos el signo de "pelota"), esperando que el bebé diga verbalmente la palabra «pelota».

Si el bebé ha entendido lo que es una pelota y sabe hacer el signo, cuando esté listo lo dirá hablando. Usar los signos como una pista para que se lancen a hablar no será tan eficiente como jugar con la pelota a esconderla junto con más elementos, taparla y destaparla con un pañuelo, o que nos pasemos la pelota empujándola con nuestras manos.

Usar siempre el signo junto con su palabra verbal correspondiente es importante para el desarrollo del habla y evitar que se produzca algún retraso.

4. **Dejar de usar signos demasiado pronto**

Este error es muy frecuente. Muchas familias dejan de

usar signos en cuanto escuchan a su bebé pronunciar sus primeras palabras. Recuerda que muchos bebés empiezan a incorporar alguna palabra a los 12 meses, pero pueden llegar a los 18 meses pronunciando con claridad 10 o 15 palabras.

La adquisición del vocabulario hablado requiere su tiempo, y si has incorporado el uso de signos, lo mejor es que hagas lo siguiente: NO DEJES DE SIGNAR (o al menos no lo dejes tú primero ni de forma precipitada).

Ten en cuenta que hacer la transición al habla y dejar el signo se debe dar progresivamente, y el bebé debe ser el director de este cambio.

Habrá palabras que pronuncie de forma clara y, por lo tanto, deje de necesitar el apoyo del signo, pero habrá muchas otras que las diga de forma poco clara, incluso que pronuncie varias palabras de la misma forma o simplemente no lo entendamos. En estos casos, aunque veamos que el bebé usa el signo de forma intermitente (porque tiene la sensación de que lo vamos a entender), **debemos seguir reforzando la palabra con el signo y usarlos de apoyo** para evitar frustraciones y poder tener una comunicación efectiva.

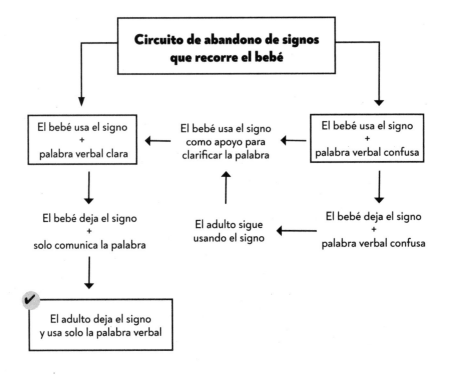

5. Las expectativas

—Llevo más de dos meses usando varios signos con mi bebé y todavía no ha devuelto ninguno.

—¿Cuántos meses tiene?

—Acaba de cumplir 5 meses.

Tener expectativas poco realistas sobre la rapidez con la que un bebé aprenderá el significado de los signos y empezará a usarlos puede hacer que nos desanimemos y nos frustremos. Es importante que te fijes en el desarrollo global del bebé y tengas en mente que, por norma general, los bebés empiezan a devolver los primeros signos entre los 9 y los 12 meses. Es cierto que algunos lo hacen antes y otros un poquito más tarde, pero el promedio se da en este rango de edad.

Lo que sí ocurrirá antes de que el bebé realice signos con sus manitas es que te va a entender y, por lo tanto, antes de los 9 meses puede que experimentes algunos beneficios de la comunicación temprana. Por ejemplo, reducir tus frustraciones y las del bebé por la falta del desarrollo del habla, o lograr una vinculación más fuerte entre vosotros.

¿QUÉ HAGO SI...?
NO COLOCA BIEN SUS MANOS.
¿DEBO CORREGIRLO?

El bebé ha empezado a utilizar signos para comunicar sus necesidades y preferencias, y pasamos de celebrarlo a cuestionar si es normal o no la forma en la que coloca las manos.

Del mismo modo que el desarrollo del habla depende, en gran parte, de la maduración del aparato fonador, el uso de signos conlleva un proceso evolutivo que va de la mano de la motricidad fina que desarrollará el bebé. En definitiva, la precisión con la que realice el signo será acorde al momento evolutivo en el que se encuentre.

Igual que los primeros intentos de pronunciar «pelota» fueron parecidos a «tata», «tota», «petota», hasta conseguir decir «pelota», la posición de los dedos y el movimiento de la mano seguirán un proceso similar a la hora de replicar el signo «pelota» (y cualquier otro signo).

Por ello, si ves que el bebé no está colocando bien las manos, hay varias herramientas que puedes emplear para que poco a poco vaya mejorando el signo.

Antes de corregir:

1. **Pregúntate si, a pesar de no colocar bien las manos, lo entiendes y os estáis acercando mucho más a tener una comunicación clara**
    Esta premisa debe ser el mantra que resuene antes de que surja la preocupación porque «mi bebé no hace bien el signo». Con práctica y tiempo, acaban convirtiéndose en unos profesionales de signar, te lo aseguro.

2. **Ofrece palabras alentadoras y de apoyo al niño**
    Debemos sentirnos muy orgullosos de integrar el Baby Sign en nuestro día a día, de nuestro trabajo y el del bebé. No olvides que mostrar entusiasmo genuino por los logros de tu pequeñín incrementa el interés y la disposición para seguir usando los signos como medio de comunicación temprana. Además, las palabras positivas van a generar más motivación y esto lo ayudará a mejorar, poco a poco, la precisión con la que realice los signos. Así que, cuando el bebé haga de forma incorrecta el signo de «pera», no te

fijes solo en la posición de la mano, sino en lo que está logrando. Puedes decirle algo parecido a: «¡Lo estás consiguiendo, cariño! Sí, esto es una pera» (haciendo el signo de forma correcta).

3. **Ser paciente y esperar**

   Como decía santa Teresa de Jesús, «la paciencia todo lo alcanza». Y es que es una virtud indispensable cuando se trata de enseñar cualquier nueva habilidad a un bebé, incluido el Baby Sign Language. Como cualquier proceso de aprendizaje, la práctica conduce a la mejora y esperar que el bebé haga todos los signos bien al primer intento es totalmente ilusorio.

   Por ello ten presente que la práctica constante es necesaria, es la forma en la que el bebé mejorará la motricidad fina, y esto hará, a su vez, que los signos cada vez sean más precisos. Además se fortalecerán las redes neuronales involucradas en el proceso de memoria y aprendizaje del signo.

Lo que no debemos hacer:

1. **Forzar las manos**

   Los aprendizajes más efectivos ocurren cuando el niño no está sometido a ningún tipo de presión y el entorno es seguro. Por ello es importante que la enseñanza de signos sea una experiencia positiva. Esto excluye cualquier intervención directa en la posición de sus manos. Solamente hay una ocasión excepcional en la que sí podemos tocar las manos del niño, siempre de forma suave y sin forzarlo, esto ocurre cuando el niño nos acerca las manos de forma proactiva para pedir que lo ayudemos cuando conscientemente ve que no logra colocarlas. En el proceso de corrección explicaré mejor este procedimiento.

2. **Corregir deliberadamente**
Igual que para el adulto sería frustrante estar esforzándose por realizar una tarea y que alguien sumamente importante para él estuviera corrigiendo constantemente sus intentos, ocurre lo mismo con el bebé y el aprendizaje de signos. Estar remarcando los errores de forma constante puede interferir con el proceso natural de integración y mejora. La clave: corregir menos y alentar más.

3. **Simplificar o modificar el signo para hacerlo más fácil**
Aunque pueda parecer que es una forma de ayudar al bebé, modificar signos puede llevarnos a varios escenarios:

• No recordar con precisión la modificación, retrasar el aprendizaje y llevar al bebé a confusiones constantes.

- Entrar en conflicto con otros signos entorpeciendo la comunicación con el bebé.

Mantener el signo correcto es vital para facilitar la enseñanza. Igual que cuando el niño dice «uaua» para indicarnos que quiere agua, el adulto no debe modificar la palabra, lo mismo ocurre con la práctica de signos.

4. Ignorar al bebé hasta que haga bien el signo
La ignorancia nunca ha logrado motivar de forma sana a ningún ser humano. No vamos a conseguir que quiera hacer mejor el signo, sino que cesará su deseo de interactuar y comunicarse con nosotros.

Proceso de corrección:

El proceso de corrección más habitual y el que se debe seguir el 95 por ciento de las veces que el bebé no coloca bien las manos es SEGUIR HACIENDO BIEN EL SIGNO. Si el adulto sigue modelando de forma correcta el signo, el bebé corregirá sus manos de forma autónoma.

La gran mayoría de veces la limitación para realizar bien un signo está sujeta a la edad del bebé, así que será cuestión de tiempo que su motricidad le permita mejorar la precisión del signo.

De todas formas, podemos encontrarnos en alguna situación en la que el propio bebé nos acerque las manos para que lo ayudemos o veamos que es consciente de que no está realizando el signo igual que el adulto y pida ayuda.

En estos casos podemos proceder a hacer una «corrección de signos» de forma más activa, siguiendo estos pasos:

1. **Llamar la atención del niño de forma amable**

   La voz suave, las palabras amables. Intenta que el bebé esté lo más receptivo posible para llamar su atención. No inicies ninguna corrección en un momento de llanto o frustración.

2. **Fíjate en tu lenguaje corporal**

   Agacharte o tener el bebé en tu regazo facilitará que vuestros ojos estén alineados y podáis establecer contacto visual. El lenguaje corporal es importante para promover la participación del niño y hacer que se sienta más involucrado.

3. **Tocar su mano y repetir el signo**

   Puedes acariciar o tomar contacto con su mano sin ser invasivo. El contacto físico puede ayudar a centrar la atención y mejorar el movimiento que esté realizando. Cuando tengas su atención, repite el signo. Si es un signo que no toca el cuerpo, puedes ponerte a su lado para que observe bien las manos desde su punto de vista.

4. Guiar sus dedos si es necesario

Puedes colocar las manos y los dedos del bebé o ayudarlo a realizar el movimiento que requiera el signo. El aprendizaje táctil puede ser muy efectivo para la consciencia y la memoria muscular.

Ten en cuenta que si el niño muestra signos de incomodidad debemos parar inmediatamente.

8

CUATRO MOMENTOS PARA INTRODUCIR SIGNOS DE FORMA FÁCIL

Los grandes logros están hechos de pequeños
pasos dados día tras día.

RITA F. PIERSON

Empezar a usar signos para fomentar una comunicación temprana con el bebé no tiene por qué ser una tarea adicional.

De hecho, la mejor herramienta para introducir el Baby Sign Language en el día a día es integrarlo de manera natural en todas las actividades que ya disfrutáis juntos.

En este apartado encontrarás cuatro espacios compartidos con el bebé en los que podrás introducir signos de forma intuitiva, sencilla y divertida.

¿Cómo puedes aprender cada signo? ¡Muy fácil! **Cada**

uno de estos espacios tiene un código QR asociado que, al escanear con tu dispositivo móvil, te llevará directamente a un vídeo. En este vídeo verás cómo se realiza cada signo de manera clara.

He querido obviar los dibujos o las imágenes para no generar ningún tipo de confusión a la hora de aprender correctamente los signos incluidos, ya que es extremadamente fácil interpretar de forma errónea el movimiento de las manos o la posición de los dedos.

Por ello te aconsejo que, al empezar cada uno de los bloques de signos, veas primero el vídeo asociado y después leas los consejos prácticos que encontrarás para cada signo o grupo de signos.

A veces puede que no tengas acceso a internet o quizá necesites tener una guía rápida para consultar un signo concreto sin tener que volver a ver el vídeo. Por ello, te darás cuenta de que hay un descriptivo para cada uno de los signos. Esta descripción está pensada para usarse como soporte, para que puedas refrescar cualquier signo en cualquier momento.

LA HORA DE COMER

¿Cómo se hace el signo? Juntamos las yemas de los dedos de ambas manos y tocamos la punta de los dedos entre sí dos veces.

Consejos prácticos. Este signo es uno de los primeros que suelen devolver los bebés. Puedes usarlo a la hora de comer, de cantar canciones, de hacer cosquillas, etcétera.

Es importante que no expongas este signo únicamente en el mismo contexto, así será más fácil que el bebé entienda el significado de la palabra «más».

Es muy probable que el bebé devuelva este signo de forma ligeramente distinta y veas que:

- Toca las puntas de los dedos índices.
- Toca la palma de la mano con el dedo índice de la otra.

- Parece que aplaude.
- Cierra ambas manos haciendo el signo con los puños.
- Alguna variación o forma similar a las descritas.

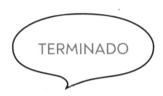

¿Cómo se hace el signo? Las palmas de ambas manos deben estar abiertas y los dedos separados, sitúalas a la altura de tus hombros sacudiéndolas dos veces.

Consejos prácticos. Es un signo de gran utilidad para enseñarle una alternativa al bebé para que no tire la comida al suelo o el plato entero.

Cuando veas que gira su cara, arquea la espalda hacia atrás, tira comida, se enfada o (¡bingo!) se haya terminado toda la comida que había en el plato, podemos indicarle por ejemplo: «Cariño, ya veo que has terminado, no hace falta que tires el plato». Así, poco a poco, irá entendiendo el significado del signo y, más adelante, podrá indicarnos que ha terminado de comer tranquilamente.

Es importante que, si lo usas a la hora de comer, cuando hagas el signo «terminado» retires el plato o saques al bebé de la trona. Así será mucho más claro para que el bebé entienda su significado y no haya ningún fallo en el aprendizaje.

EVITA CONFUSIONES: «MÁS» Y «TERMINADO»

Para introducir estos signos sin crear confusión entre ellos **es importante que no preguntes: «¿Quieres más o has terminado?»**. Si lo haces, el bebé no entenderá lo que significa «más» y lo que significa «terminado».

Esta dinámica es extremadamente común a la hora de ofrecer algún alimento al bebé, por ello te aconsejo que hagas lo siguiente:

- **Siempre describe, no preguntes** (al menos hasta que el bebé entienda de forma clara el signo).
- **Usa el signo «más» a lo largo de la acción:** «Mamá te da más plátano».
- **Reserva el signo «terminado»** para el final de la acción y muestra de una forma clara su significado apartando el alimento o cogiendo al bebé.

Una vez que veas que el bebé entiende ambos signos, e incluso ha empezado a devolver uno de ellos, podrás preguntarle si quiere «más» o si ha «terminado».

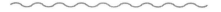

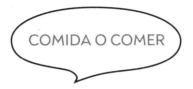

COMIDA O COMER

¿Cómo se hace el signo? Con las yemas de los dedos de la mano dominante juntas, toca tus labios cerrados dos veces como si estuviese representando que acercamos un trozo de comida a la boca.

Consejos prácticos. Este signo es genial para indicar el inicio de la comida.

Cuando veas que el bebé muestra interés por la comida, mira el plato o da señales de hambre, es un buen momento para introducir el signo «comida» o «comer» diciendo: «Mira, mamá ha preparado comida», o «Vamos a comer un poco».

Al introducir este signo **asegúrate de que el bebé tenga la comida en su campo de visión** y esté siendo consciente de que nos estamos refiriendo al alimento o al hecho de alimentarnos.

La hora de comer es un buen momento para poner en práctica «ser repetitivo», una de las cinco claves del éxito descritas al principio del capítulo. Si el bebé tiene más de 12 o 15 meses, puedes introducir el signo mediante el juego simbólico, es decir, jugando con una muñeca, por ejemplo, y simulando que le das de comer.

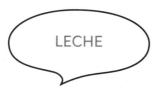

LECHE

¿Cómo se hace el signo? Usa tu mano dominante y ábrela y ciérrala como si estuvieras ordeñando a una vaca.

Consejos prácticos. Tanto si has optado por la lactancia materna como por la leche de fórmula, asegúrate de hacer el signo «leche» justo antes de descubrir tu pecho o enseñarle el biberón. Normalmente cuando ven el pecho o el biberón suelen focalizar su atención en estos y no prestarán atención a tu mano. Por ello es mejor que le expliques al bebé que le vas a dar leche (o teta, tetita, bibi..) mientras haces el signo «leche» e inmediatamente te descubras o le des el biberón.

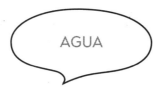

AGUA

¿Cómo se hace el signo? El Baby Sign Language tiene su origen en Estados Unidos y en torno al 80 por ciento de los signos que se usan son compartidos con la Lengua de Signos Estadounidense (American Sign Language, ASL). Es por este motivo por lo que algunos signos empiezan por la primera letra de la palabra del abecedario dactilológico. En el caso del signo «agua», deberemos colocar la mano dominante en forma de letra «W», es decir, solamente mostrando los dedos índice, corazón y anular. Cuando la posición de los dedos forme la letra «W», tocaremos nuestra barbilla con el lateral del dedo índice.

Consejos prácticos. Puedes introducir este signo cuando ofrezcas agua para beber a tu bebé: «Toma, un poco de agua para beber», «Qué fresquita está el agua», etcétera.

También puedes usar este signo para referirte al agua de la lluvia, de un charco, al agua que usamos para lavarnos las manos, etcétera. Simplemente recuerda que el signo debes usarlo con la palabra «agua» y no como un sustitutivo de los ejemplos anteriores.

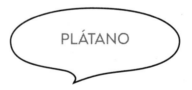

PLÁTANO

¿Cómo se hace el signo? El dedo índice de tu mano no dominante apunta hacia arriba imitando la forma de un plátano, y con tu mano dominante, junta los dedos y haz el movimiento de pelar el plátano empezando en la punta de tu dedo índice y hasta la base de este.

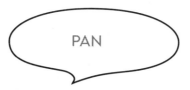

¿Cómo se hace el signo? Coloca tu brazo y la mano no dominante en horizontal y en paralelo a tu cuerpo, la palma de tu mano no dominante debe estar abierta, pero con los dedos juntos y mirando hacia tu abdomen, de forma que el brazo y la mano representen una barra de pan. Con tu mano dominante ligeramente doblada, haz como que cortas rebanadas sobre tu mano no dominante.

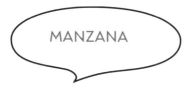

¿Cómo se hace el signo? Cierra el puño de tu mano dominante y saca un poco el nudillo de tu dedo índice, apóyalo en el lateral de tu barbilla y gira la muñeca hacia delante y hacia atrás.

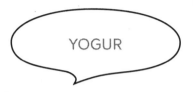

¿Cómo se hace el signo? Haz un círculo con tu mano no dominante, imitando la forma que tiene un vasito de yogur, y con el dedo meñique de tu mano dominante, en representación de una cuchara pequeña, acércalo al yogur y llévatelo a la boca.

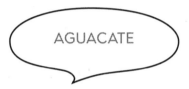

¿Cómo se hace el signo? Coloca tu mano no dominante en forma de cuenco, representando la mitad de un aguacate. Con el puño cerrado de tu mano dominante haz como que estás sacando la pulpa del aguacate.

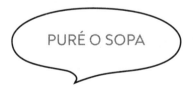

¿Cómo se hace el signo? Coloca tu mano no dominante en forma de cuenco, representando un bol o un plato hondo.

Junta los dedos índice y corazón de tu mano dominante como si fuera una cuchara grande, acércalos al cuenco y llévatelos a la boca.

CONSEJOS PRÁCTICOS PARA INTRODUCIR SIGNOS DE ALIMENTOS

La hora de comer es uno de los mejores momentos para enseñar signos de alimentos.

Recuerda que el aprendizaje deja más huella cuando entran en juego más sentidos que el de la vista. Por ello, introducir signos de alimentos durante la hora de comer permitirá al bebé tocar, oler y probar alguno de los alimentos que le ofrezcamos.

De todas formas, puedes introducir signos correspondientes a comida usando otras herramientas y momentos, como, por ejemplo, los cuentos con imágenes reales o ilustraciones muy afines a la realidad, o juguetes con formas de alimentos.

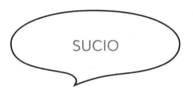

SUCIO

¿Cómo se hace el signo? Tu mano dominante debe estar abierta y con los dedos juntos, colócala debajo de tu barbilla, piel con piel, y asegúrate de que la palma de la mano está en paralelo al suelo. Mueve tus dedos de forma que se tambaleen para hacer el signo sucio.

Consejos prácticos. Puedes usar el signo «sucio» cuando estés cambiando el pañal al bebé, si se ha ensuciado con comida o si hay algo en el suelo que quiere llevarse a la boca. Este signo es una alternativa fantástica para evitar decir: «No, caca», en los casos en que vemos algo sucio en el suelo. Mejor explícale que «No lo podemos tocar porque está sucio».

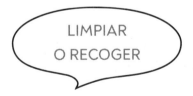

LIMPIAR
O RECOGER

¿Cómo se hace el signo? Coloca tu mano no dominante plana, abierta, con los dedos juntos y la palma hacia arriba. Imagina que tienes polvo en la palma de la mano y con tu mano dominante (también abierta y con los dedos juntos) debes representar que limpias este polvo. El movimiento empieza en la base de la mano no dominante y acaba en la punta de los dedos de esta.

Consejos prácticos. Este signo se utiliza para referirse tanto a limpiar como a recoger (los juguetes, por ejemplo). Puedes utilizarlo con la intención de limpiar cuando toque limpiar la bandeja de la trona, la mesa, una pintada en la pared, etcétera.

Cuando lo utilices para recoger los juguetes, te aconsejo lo siguiente: intenta que el momento de recoger los juguetes sea un hábito colaborativo.

En el momento en que notes que el bebé tiene cierto control motor de sus manos, puedes empezar a involucrarlo en la recogida de los juguetes. Esto no significa que deba hacerlo solo, porque es incapaz, pero sí puede colaborar encestando alguna pieza dentro de una cesta (puedes empezar por un elemento e ir aumentando el número de forma muy progresiva).

Además, puedes cantar alguna canción como *A guardar* para que sea parte del juego y disfrute adquiriendo el hábito del orden.

LA HORA DEL BAÑO Y ¡A DORMIR!

BAÑARSE

¿Cómo se hace el signo? Cierra las manos en forma de puño, apoya cada mano en el pecho correspondiente y frota con movimientos arriba-abajo de forma alterna, como si te estuvieses enjabonando la piel.

Consejos prácticos. La hora del baño es un momento precioso de conexión con tu bebé. Hay bebés que se relajan mucho y otros que se divierten chapoteando en el agua, y ambas facetas son fantásticas.

Recuerda que, a la hora de introducir este signo, es importante que el bebé vea la bañera, por lo que no debemos decir: «Vamos a bañarnos», y que no haya un contexto claro.

Debemos prestar atención al contexto para asegurar una buena asociación del signo con la palabra y su significado. Una vez el bebé entienda lo que significa «bañarse», podremos empezar a anticipar la acción y utilizar el signo aunque el bebé no vea la bañera con agua.

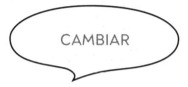

¿Cómo se hace el signo? Cierra los puños de ambas manos y colócalos paralelos al suelo. El puño de tu mano no dominante debe mirar hacia arriba y el puño de tu mano dominante debe encajarse encima. Para hacer el signo, tenemos que intercambiar la posición de ambos puños sin que dejen de tocarse.

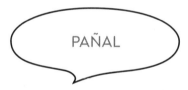

¿Cómo se hace el signo? Este signo hace referencia a los cierres que tienen los pañales, por lo que con los dedos índice, corazón y pulgar de ambas manos realizaremos un movimiento de pinza, con la punta de los dedos apuntando hacia abajo.

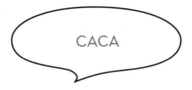

CACA

¿Cómo se hace el signo? Cierra el puño de tu mano dominante y saca el dedo pulgar (haciendo un ok); con tu mano no dominante agarra el pulgar. Para hacer el signo simplemente tienes que bajar tu mano dominante representando la caca que cae. Sí, es bastante gráfico y además lo puedes acompañar de un plop cuando bajes la mano.

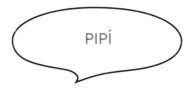

PIPÍ

¿Cómo se hace el signo? Con tu mano dominante en forma de letra «P», tócate dos veces la nariz con el dedo corazón.

CONSEJOS PRÁCTICOS PARA SIGNOS RELACIONADOS CON EL CONTROL DE ESFÍNTERES

Los signos «cambiar», «pañal», «caca» y «pipí» pueden introducirse desde el principio, y serán de gran ayuda por dos motivos principales:

1. **Seguridad para el bebé**

   Cambiar el pañal es un acto muy rutinario y muchas veces podemos realizarlo sin tener en cuenta al bebé.

   Es decir, es el adulto el que percibe que el pañal está sucio y el que lo cambia, así que, con el piloto automático, puede que hagamos el cambio sin explicar al bebé lo que estamos haciendo sobre su cuerpo. Y no nos engañemos, las toallitas están congeladas y la sensación de incomodidad suele ser inmediata. Así que es totalmente normal que el bebé llore o se resista durante el momento del cambio del pañal.

   Por eso, explicarle que vamos a «cambiar el pañal» puede ayudarlo a asociar el proceso antes y a que esté más tranquilo y entienda lo que ocurrirá sobre su cuerpo.

2. **Conciencia corporal**

   Utilizar estos signos no hará que el bebé deje antes el pañal, pero sí lo ayudaremos a ser más consciente de sus sensaciones corporales. Si cada vez que cambiamos el pañal le explicamos si ha hecho pipí o caca acompañándolo con sus signos correspondientes y enseñándole el pañal sucio, poco a poco irá asociando la sensación de notar el pañal mojado o incómodo con el pipí o la caca.

   Un bebé de 12 o 15 meses no estará preparado para dejar el pañal, pero sí será capaz de reconocer con qué ha ensuciado el pañal, nos lo podrá comunicar y, cuando controle sus esfínteres, le será más fácil hacer la transición a llevar braguitas o calzoncillos. Le estaremos ofreciendo una herramienta para tener consciencia corporal.

Puedes trabajar estos signos a partir del año o año y medio mediante cuentos o un juego simbólico guiado por el adulto, y simular o interpretar que cambiamos el pañal a una muñeca o la limpiamos con una toallita.

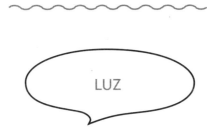

LUZ

¿Cómo se hace el signo? Con la mano dominante vamos a representar una bombilla que se enciende y se apaga. Abre y cierra la mano tocando solamente las yemas de los dedos.

Consejos prácticos. Este signo es fantástico para animar a los bebés a usar signos. Sencillamente porque para ellos encender y apagar una luz es un juego, el idioma universal del aprendizaje.

Debes evitar usarlo en juguetes que enciendan luces de forma automática, ya que a nivel cognitivo es mucho más interesante la relación causa-efecto de un interruptor y una bombilla que las luces intermitentes y sin patrones causa-efecto que tienen muchos juguetes. Así que no dudes en jugar a encender y apagar la luz de la habitación y acompañarlo del signo «luz».

Además, puedes trabajar conceptos como «encendido» y «apagado» si al hacer el signo acabas con la mano abierta para indicar «encendido» y con la mano cerrada para indicar «apagado».

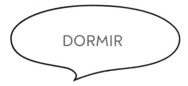

DORMIR

¿Cómo se hace el signo? Pasa por la cara tu mano dominante abierta (desde la frente hasta la barbilla) y, al llegar a la barbilla, cierra la mano en forma de gota. A la vez que haces este movimiento simula que te estás durmiendo cerrando los ojos e inclinando ligeramente la cabeza hacia abajo.

Consejos prácticos. Incorpora este signo en la rutina de ir a dormir. Las rutinas y las acciones secuenciales, que se repiten en el mismo orden y de la misma forma cada día, dan mucha seguridad a los bebés. A su vez les facilitan poco a poco anticipar el siguiente paso, y eso les puede ayudar mucho a llegar al final de esta rutina mucho más tranquilos.

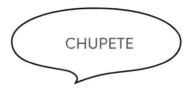

CHUPETE

¿Cómo se hace el signo? Cierra el puño de tu mano dominante. Fíjate que el dedo pulgar no esté escondido, sino que se apoye recto en el pliegue del dedo índice. Apoya el pulgar en tus labios y haz un movimiento corto y repetido subiendo y bajando el puño. Este signo representa el movimiento del chupete al ser succionado y, a su vez, puedes acompañarlo de su sonido correspondiente.

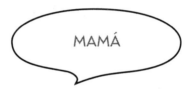

MAMÁ

¿Cómo se hace el signo? Abre la palma de tu mano dominante y toca dos veces el lateral de tu barbilla. Fíjate en hacer un toque por cada sílaba, de forma que al decir «mamá», el pulgar acabe apoyado en la barbilla y no separado de la cara.

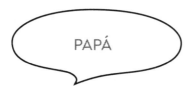

¿**Cómo se hace el signo?** Abre la palma de tu mano dominante y toca dos veces el lateral de tu frente. Fíjate en hacer un toque por cada sílaba, de forma que al decir «papá», el pulgar acabe apoyado en la frente y no separado de la cara.

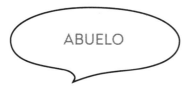

¿**Cómo se hace el signo?** Abre la palma de tu mano dominante y apoya el pulgar en un lateral de tu frente. Ahora da un salto con la mano hacia delante, como si fuese un salto de generación.

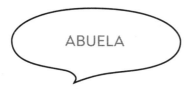

¿**Cómo se hace el signo?** Abre la palma de tu mano dominante y apoya el pulgar en un lateral de tu barbilla. Ahora da un salto con la mano hacia delante, como si fuese un salto de generación.

CONSEJOS PRÁCTICOS PARA SIGNOS RELACIONADOS CON PERSONAS Y FAMILIARES

Enseñarle los signos de los miembros de la familia al bebé es muy sencillo y puede ser una gran oportunidad para estrechar los vínculos.

Para introducir este grupo de signos, puede ser la misma persona la que signa su parentesco o puede que el signo lo realice una tercera persona.

En el caso de que papá sea el que haga el signo «papá», debemos ser conscientes de que puede llevarnos a preguntar «¿Quién soy?», o «¿Quién es este?», como única estrategia. Para evitarlo y tener más alternativas, puedes usar juegos u otras herramientas divertidas para el bebé. Te propongo dos opciones para dos situaciones distintas:

· **La persona signa su parentesco.** Por ejemplo, mamá signa «mamá». En este caso podrías jugar al conocido cucutrás o peekaboo, simplemente cuando destapes tu cara di «mamá» haciendo el signo correspondiente.

- **Involucramos a una tercera persona.** Si, por ejemplo, papá signa «mamá». Papá va con el bebé en brazos y deben encontrar a mamá, que se ha escondido en alguna parte de la casa. Mientras buscan, papá puede decirle al bebé: «A ver si encontramos a mamá», o: «Mamá, ¿dónde estás?». Cuando descubran dónde está mamá, simplemente dirá: «Aquí está mamá», o: «¡Mamá, te hemos encontrado!».

Puede que los signos de mamá y papá se solapen con la expresión verbal de dichas palabras, pero abuela y/o abuelo no son tan sencillas de pronunciar y al bebé le encantará poder dirigirse a ellos. Puedes introducir este signo cuando los abuelos estén presentes o aplicar alguno de los juegos anteriores. Imprimir algunas fotos del bebé con los abuelos también será una buena herramienta para poner en práctica estos signos.

Ten en cuenta que los signos referentes a personas femeninas (mamá, abuela, tía...) se realizan en la barbilla y, en cambio, los signos referentes a personas masculinas (papá, abuelo, tío...) se sitúan en la frente. Puede que te ayude a recordar la localización de cada grupo de signos conocer que hace referencia a la antigua tradición que tenían los hombres de llevar sombreros de copa y las mujeres de llevar sombreros que se ataban en la barbilla con un lazo.

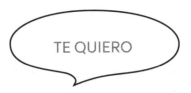

TE QUIERO

¿Cómo se hace el signo? Cierra ambos puños, cruza los brazos de modo que cada puño quede a la altura del hombro contrario y balancea tu cuerpo rotando el tronco.

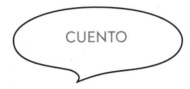

CUENTO

¿Cómo se hace el signo? Con las palmas abiertas y los dedos juntos, junta tus manos (palma con palma) y ábrelas y ciérralas imitando el movimiento de un libro al abrirse y cerrarse. Las manos representan las páginas del libro.

Consejos prácticos. Incorpora el signo «cuento» cada vez que leas un cuento con el bebé. Explícale: «Cariño, vamos a leer un cuento», o: «He encontrado el cuento de...». Recuerda que la lectura en voz alta es muy beneficiosa a nivel cognitivo: favorece el desarrollo lingüístico, la adquisición de vocabulario, trabaja la atención y la memoria, fomenta la empatía y fortalece el vínculo afectivo.

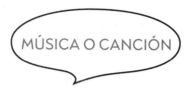

MÚSICA O CANCIÓN

¿Cómo se hace el signo? Coloca tu brazo no dominante en forma de curva y, con tu mano dominante abierta y los dedos juntos, haz un movimiento de abanico recorriendo tu brazo no dominante (del hombro a la palma de la mano).

Consejos prácticos. Puedes usar este signo cada vez que le cantes una canción al bebé o pongas música. Cantar canciones al bebé tiene grandes beneficios, como, por ejemplo, el desarrollo del lenguaje, la mejora de la memoria auditiva, la coordinación de movimientos, etcétera.

En el siguiente capítulo encontrarás más información sobre la música en la infancia.

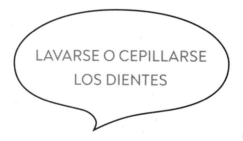

LAVARSE O CEPILLARSE
LOS DIENTES

¿Cómo se hace el signo? El dedo índice de tu mano dominante representa un cepillo de dientes y debe hacer un movimiento horizontal repetitivo.

Consejos prácticos Desde la salida del primer diente ya debemos incorporar el cepillo de dientes en la rutina diaria del bebé. Cada vez que vayas a cepillarle los dientes puedes usar este signo, además también puedes utilizarlo mientras estas realizando la acción: «Mamá te está cepillando los dientes».

Si el bebé se resiste, puedes ayudarte de cuentos (por ejemplo, *Cómo enseñar a tu cocodrilo a lavarse los dientes*), cantar o cepillarle los dientes primero a su muñeco favorito.

EL JUEGO CON ANIMALES

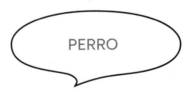

PERRO

¿Cómo se hace el signo? Con tu mano dominante golpea dos veces tu cadera como si estuvieras llamando a un perro.

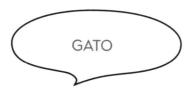

¿Cómo se hace el signo? Con el dedo índice y el pulgar dibuja en tu rostro los bigotes de un gato haciendo la pinza a la altura de la nariz y alargando el movimiento hacia el lateral. Puedes usar una o ambas manos.

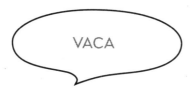

¿Cómo se hace el signo? Cierra el puño de tu mano dominante y estira el dedo pulgar y el dedo meñique; debe quedar la forma de la letra «Y», que va a representar el cuerno de una vaca. Apoya el dedo pulgar en el lateral de la frente e inclina el dedo meñique hacia arriba sin separar el pulgar de la frente.

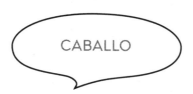

¿Cómo se hace el signo? Junta el dedo índice y corazón y estira el pulgar (el anular y el meñique deben estar escondidos). Esta posición de los dedos simboliza las orejas del caballo. Apoya el dedo pulgar en el lateral de la cabeza y mueve hacia delante y hacia atrás los dedos índice y corazón a la vez.

Para realizar este signo, puedes usar una o ambas manos.

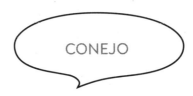

CONEJO

¿Cómo se hace el signo? Existen dos formas para hacer el signo «conejo» y ambas son igual de válidas.

1. Cruza los brazos; tus manos deben tener todos los dedos escondidos excepto el índice y el corazón, que deben estar juntos; mueve los brazos a la vez como si dieran saltos y, al mismo tiempo, dobla y estira los dedos (índice y corazón) como si fueran las orejas de un conejo.

2. Tus manos deben tener todos los dedos escondidos excepto el índice y el corazón, que deben estar juntos; coloca tus manos encima de tu cabeza mirando hacia atrás y mueve los dedos a la vez (índice y corazón) como si fueran las orejas de un conejo.

Como hay varios signos de animales que se realizan en

la cabeza (vaca, caballo, burro, ciervo, alce...), te aconsejo que, para evitar confusiones y que entiendas mejor al bebé, utilices la primera opción para signar «conejo».

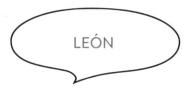

LEÓN

¿Cómo se hace el signo? Coloca tu mano dominante en forma de garra y peina la melena del león desde la frente hacia la parte trasera de la cabeza.

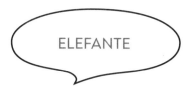

ELEFANTE

¿Cómo se hace el signo? Abre la palma de tu mano dominante y junta todos los dedos manteniendo tu mano plana. Colócala delante de tu nariz y haz un movimiento que representa la forma de la trompa del elefante.

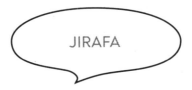

JIRAFA

¿Cómo se hace el signo? Coloca tu mano dominante en forma de letra «C» usando todos los dedos. Sitúa la mano a la altura del esternón y súbela hacia la barbilla simbolizando el cuello largo de las jirafas.

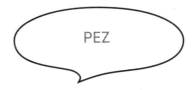

PEZ

¿Cómo se hace el signo? Usando la mano dominante abierta y con los dedos juntos, dobla y estira todos los dedos a la vez y estira el brazo hacia delante para representar un pez nadando. Puedes apoyar la mano no dominante en la base de la palma de tu mano dominante.

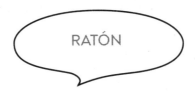

RATÓN

¿Cómo se hace el signo? Con el dedo índice de tu mano dominante tócate dos veces la nariz realizando el movimiento desde el lateral de esta.

CONSEJOS PRÁCTICOS
PARA INTRODUCIR SIGNOS DE ANIMALES

Los animales suelen ser una temática que despierta un gran interés por parte de los bebés.

Si en casa disfrutáis de la compañía de animales domésticos, podéis utilizar el signo del animal que corresponda diciendo el nombre propio de este. Por ejemplo, si tenéis un perro que se llama Rocky, podéis decirle al bebé: «Mira, ya viene Rocky», y usar el signo de perro al decir «Rocky». Se aplica la misma dinámica si tenéis más de un animal de la misma especie u otros animales como gatos, conejos, pájaros...

Si tenéis la oportunidad de visitar una granja, puede ser una actividad fantástica para fomentar la curiosidad del bebé y practicar muchos signos. Antes de la visita, puedes mostrarle algunas imágenes de los animales que vais a ver y enseñarle los signos correspondientes y, una vez en la granja, usarlos durante la visita para reforzar el aprendizaje.

También os puede ayudar recurrir a cuentos con imágenes realistas para enseñar signos de otros animales que son poco frecuentes de ver en vivo, como una ballena o un león.

HORA DE DAR UN PASEO

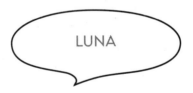

¿Cómo se hace el signo? Con las yemas de los dedos de tu mano dominante juntas, da una vuelta girando la muñeca y abre toda la mano simbolizando el sol.

¿Cómo se hace el signo? Con la mano dominante en forma de letra «C» utilizando únicamente los dedos índice y pulgar: debes representar una media luna. Coloca la mano a la altura de tu ojo y muévela hacia el cielo. La mano debe trazar una línea curva imaginaria desde el ojo hasta el cielo.

¿Cómo se hace el signo? Coloca ambas manos abiertas con los dedos apuntando hacia abajo; sitúalas a la altura de tu cabeza sin estar pegadas. Deja que las manos caigan realizando movimientos cortos y secos como si fueran las gotas de la lluvia.

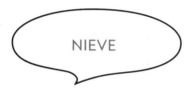

¿Cómo se hace el signo? Abre ambas manos con los dedos separados y colócalas en paralelo al suelo; sitúalas a la altura de tu cabeza sin estar pegadas. Dirige las manos en la misma dirección realizando un movimiento de zigzag y a la vez mueve los dedos arriba y abajo de forma alterna (como si tamborilearas en el aire) para representar los copos de nieve que caen.

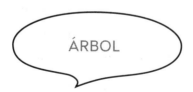

¿Cómo se hace el signo? Estira tu brazo no dominante con el codo doblado en un ángulo de 90 grados, de forma que quede paralelo al suelo y a la altura de tu pecho. Abre tu mano dominante con los dedos separados y coloca el codo de tu brazo dominante sobre el dorso de tu mano no dominante. Este signo representa el suelo y un árbol, y cuando digas la palabra «árbol» debes girar la mano dominante como si se tratara de las hojas que se mueven.

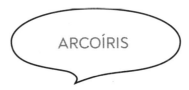

¿Cómo se hace el signo? Abre ambas manos y separa los dedos, coloca la mano no dominante con los dedos apuntando hacia arriba. Tu mano dominante se encaja por detrás de tu mano no dominante con los dedos hacia abajo y realiza un movimiento para dibujar el arcoíris.

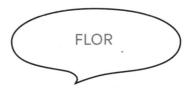

¿Cómo se hace el signo? Junta las yemas de los dedos de tu mano dominante y tócate un lateral y después el otro de la nariz representando que hueles una flor.

CONSEJOS PRÁCTICOS PARA INTRODUCIR SIGNOS DE NATURALEZA

Salir al exterior, a dar un paseo en contacto con la naturaleza, es una actividad maravillosa para cultivar su aprecio por esta, descubrir olores, colores, texturas y nuevas sensaciones; también es una oportunidad perfecta para expandir su vocabulario.

Además de usar estos signos cuando disfrutéis de un día soleado o, por lo contrario, os pille la lluvia a la vuelta, puedes organizar actividades sensoriales con elementos de la naturaleza.

Por ejemplo, recoger algunas flores, hojas de un árbol o similares y dejar que tu bebé explore libremente, o hacer un collage para colgar en la zona de juegos.

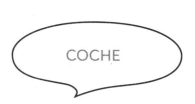

COCHE

¿Cómo se hace el signo? Imagina que agarras el volante del coche. Mueve tus manos representando un giro hacia un lado y un giro hacia el otro.

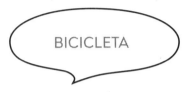

¿Cómo se hace el signo? Con los puños cerrados de ambas manos representa el movimiento que hacen los pedales de una bicicleta.

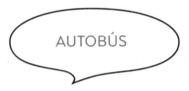

¿Cómo se hace el signo? El signo es el mismo que el de «coche», pero debes colocar los puños cerrados en paralelo al suelo, imitando la forma y posición del volante grande que tienen los autobuses.

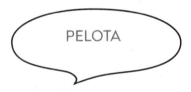

¿Cómo se hace el signo? Abre ambas manos y a continuación separa los dedos, cúrvalos un poco y enfrenta todas las yemas de los dedos de una mano contra la otra. Después haz pequeñas separaciones y acercamientos entre ambas manos para representar la forma esférica de una pelota.

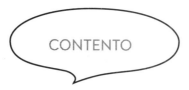

¿Cómo se hace el signo? Las palmas de ambas manos deben estar abiertas y con todos los dedos juntos. Coloca cada mano encima del espacio que queda entre el pecho y la clavícula correspondiente, y desliza las manos hacia arriba friccionando ligeramente con tu cuerpo. Es importante que tu expresión facial sea de alegría.

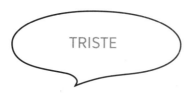

¿Cómo se hace el signo? Para hacer este signo debes abrir las palmas de ambas manos y separar los dedos. Entonces sitúa las manos enfrente de tus ojos pero sin tocarlos, haz un movimiento descendente. Es importante que tu expresión facial sea de tristeza.

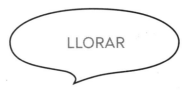

LLORAR

¿Cómo se hace el signo? Debes hacer como que lloras, y con los dedos índice de cada mano simbolizar las lágrimas que caen por tus mejillas.

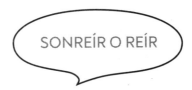

SONREÍR O REÍR

¿Cómo se hace el signo? Coloca ambas manos en forma de «L» y, juntando las puntas de los dedos índice de cada mano, dibuja la forma de una sonrisa encima de tus labios. Debes sonreír al mismo tiempo.

CONSEJOS PRÁCTICOS PARA INTRODUCIR SIGNOS DE EMOCIONES

Las emociones abren un mundo de diálogo y descubrimiento que nos permite conectar con el bebé y potenciar el desarrollo de su inteligencia emocional.

Podemos trabajar este tipo de vocabulario de forma más activa cuando el niño se acerque a los dos años. Algunos bebés están preparados para entender las emociones en ellos mismos o en otros a los 18 meses, y otros lo hacen más tarde. Pero la edad es muy relativa, así que nadie mejor que tú para saber si es un buen momento para empezar a trabajar las emociones.

Puedes recurrir a distintas estrategias para estos signos:

- Nombra y describe la emoción que está sintiendo el bebé. Tanto si está contento como si está triste, todas las emociones son válidas; para poder regularlas en un futuro, primero tenemos que identificarlas. Así que explícale cómo se llama la emoción que expresa y acompáñalo con el signo correspondiente.
- Nombra y describe emociones ajenas. Tanto si es mediante roles, historias o una situación real, visualizar las expresiones faciales que acompañan a las emociones puede facilitar la comprensión de la emoción que esté observando el bebé. La posibilidad de identificar emociones en los demás fomenta el desarrollo de la empatía.
- Intégralo en la rutina. Puedes utilizar situaciones cotidianas para la enseñanza de signos de emociones; por ejemplo, durante la hora del cuento o la hora de jugar. Es importante que acompañes los signos con expresiones faciales claras y un tono de voz que ayude a entender el significado del signo.

Ayudar a tu bebé a identificar emociones es ofrecerle una herramienta para que las reconozca mejor, entienda su significado y empiece a construir las bases de un desarrollo emocional sano.

¿QUÉ HAGO SI...? HA DEJADO DE SIGNAR ALGUNAS PALABRAS QUE TODAVÍA NO SABE PRONUNCIAR

Hay varios momentos en los que es normal que el bebé deje de hacer algún signo que ya había incorporado a pesar de no saber pronunciar la palabra verbal correspondiente. Si te ocurre esto, que no cunda el pánico, la mayoría de los bebés transitan esta situación y es pasajero.

Es importante que, ante una situación así, continúes usando los mismos signos que ya habías incorporado; puedes incorporar algunos nuevos sin ningún tipo de problema. Debes imaginar que el bebé está cruzando un puente y, mientras lo esté recorriendo, seguirá integrando nuevos signos a pesar de que tú no detectes señales evidentes. Cuando haya cruzado al otro lado, volverá a retomar los signos que ya hacía con anterioridad e incluso puede que devuelva alguno de los signos nuevos.

Esto puede tener varios nombres y, para que te sea más fácil identificarlo, te dejo los principales motivos de la pausa del uso de signos (tanto si afecta a uno como a varios):

1. **El bebé está aprendiendo una habilidad nueva**

   Los hitos evolutivos que implican la motricidad gruesa, como ponerse de pie o andar, requieren una gran atención y energía por parte del bebé. Esa exigencia puede afectar a otras áreas, como la comunicación gestual, que pueden pasar a un segundo plano.

2. **Regresiones del sueño**

   La evolución y maduración del sueño pasa por una serie de transiciones que implican cambios en los patrones de sueño. Pueden incluir despertares nocturnos con mayor frecuencia, dificultad para conciliar el sueño, e incluso desajustes en las rutinas o en el número de siestas. Estos cambios pueden impactar en el uso de signos, especialmente si el bebé está más cansado o irritable mientras atraviesa la regresión.

3. **Desarrollo cognitivo**

   Los bebés pasan por etapas de desarrollo cognitivo que influyen en la forma que tienen de procesar la información que reciben del exterior. Estas etapas implican cambios en la organización cognitiva causados por aprendizajes sobre nuevas formas de resolver problemas o entender conceptos nuevos. Esto puede provocar una pausa en el uso de signos, que retomarán en cuanto el cerebro se haya adaptado de nuevo.

9

LA DIVERSIÓN, CLAVE PARA APRENDER

El juego es el trabajo de los niños.

Maria Montessori

Ni hace falta empezar con pocos signos ni es necesario limitar el vocabulario de signos a las rutinas.

Los juegos, las canciones y los cuentos son tres herramientas que harán del uso de signos un momento de diversión y aprendizaje compartido.

Incorporar signos en estas actividades enriquece la interacción con el bebé, estimulando así su mente y sus sentidos de una manera fácil y divertida.

¡A JUGAR!

El juego no es solo una forma de entretenimiento, sino una herramienta esencial en el desarrollo de las habilidades complejas necesarias para un crecimiento saludable. De hecho, **jugar es una forma innata que tenemos de explorar y experimentar en un entorno controlado y, por lo tanto, de aprender.**

Más que un simple pasatiempo, el juego es un proceso activo que tiene efectos directos e indirectos en la estructura y el funcionamiento del cerebro provocando cambios a nivel molecular, a nivel celular y a nivel conductual, este último vinculado a las habilidades socioemocionales y a las funciones ejecutivas.

Las funciones ejecutivas incluyen habilidades como la flexibilidad cognitiva, que es la capacidad de cambiar de pensamiento según las demandas del entorno; el control inhibitorio, que nos permite redirigir respuestas impulsivas a favor de acciones reflexionadas, y la memoria de trabajo, que nos permite retener y manipular información de manera temporal. Todas estas funciones son fundamentales para la adaptación y la resolución de problemas en situaciones nuevas. Así que, como intuyes, jugando no se pierde el tiempo, sino todo lo contrario.

En el contexto de un juego saludable, estas capacidades fortalecen el funcionamiento cerebral permitiendo a los niños adaptarse y controlar mejor las distracciones para alcanzar objetivos. El funcionamiento ejecutivo es fundamental para que los niños se enfoquen en cómo se lleva a cabo el proceso de aprendizaje, más allá del contenido específico que están aprendiendo. Esta habilidad es crucial para gestionar cambios de una tarea a otra y para mantener la atención regulada. Por ejemplo, ayuda a los niños a transitar de una actividad placentera, como pintar con lápices de colores, a una necesaria, como vestirse para ir a la escuela, facilitando así la adaptación a diversas situaciones y mejorando la autorregulación y el control del comportamiento.

Seguramente te habrás fijado que un bebé de 9 meses no juega igual que uno de 18, y es que, a medida que crecen, el tipo de juego también va evolucionando.

Según el psicólogo Jean Piaget, en la etapa de 0-3 años principalmente existen tres tipos de juego:

Juego funcional o de ejercicio

Es propio de los primeros 2 años de vida y se refiere a juegos que consisten en repetir una acción de forma continuada. Por ejemplo, juegos con el propio cuerpo (como balancearse o gatear), juegos con objetos (como lanzar, golpear o agitar) y juegos con interacción social (como sonreír, tocar o esconderse). Este tipo de juegos favorece principalmente el desarrollo sensorial, la coordinación de movimientos mano-ojo y la vinculación con el adulto.

¿Cómo lo podemos combinar con el Baby Sign Language? Quería añadir la edad recomendada para cada tipo de juego para facilitar la práctica a cada familia, pero realmente creo que es un dato más limitante que beneficioso. No hay una edad ideal ni mejor para cada juego, así que te aconsejo que pruebes, juegues y descubras con tu bebé si despierta su interés y es una buena opción para vosotros.

- Aprovechar los momentos de *tummy time* o tiempo boca abajo. Puedes colocar algún elemento o juguete que sea de su interés en su campo de visión para fomentar el movimiento libre y la coordinación corporal. Si colocas una pelota o un sonajero con forma de animal, puedes utilizar los signos que correspondan, en este caso «pelota» y «conejo», por ejemplo.

  En esta posición también puedes introducir el signo «terminado» cuando cambiéis de actividad y dejéis esta postura corporal.

- Esconder un elemento de su interés y buscarlo juntos. Si a tu bebé le gustan las bolas de colores, los transportes o los animales, puedes aprovechar el interés que le generan para jugar al escondite con uno de ellos. Por ejemplo, si le gusta la vaca de juguete, le enseñas la vaca: «¡Mira, cariño, la vaca ha venido a jugar!», y la escondes en un lugar de fácil acceso sin que el bebé lo vea. Ahora le dices: «¿Dónde está la vaca?, creo que se ha escondido, ¡vamos a buscarla!». Y buscáis juntos la vaca hasta encontrarla: «Aquí está la vaca». Y puedes hacer que la vaca le dé un beso en la mejilla o lo salude con entusiasmo.

- Cucutrás. Un juego fantástico con muchos beneficios asociados y que fascina a todos los bebés. Potenciaremos la relación causa-efecto, la anticipación y la adquisición de vocabulario. Puedes realizarlo con tu propia cara y acompañarlo con el signo que corresponda; es decir, si eres mamá, al descubrir el rostro lo acompañarías con la palabra y el signo «mamá».

Juego simbólico

Se asocia con edades entre los 2 y los 6 o 7 años, pero a partir de los 12-16 meses ya existe el juego presimbólico. Este tipo de juego hace referencia a «hacer como», es decir, a simular situaciones, objetos o personajes que no están presentes de forma real en el momento del juego. Por ejemplo, juegos que identifican el uso de objetos de la vida diaria (al principio lo hará en su propio cuerpo y después en otros objetos o personas): cortar con un cuchillo sobre un plato vacío, beber de un vaso vacío, tumbarse en un cojín, dar de comer a una muñeca, montar la muñeca en el carrito o simular que habla por teléfono. Este tipo de juego favorece la comprensión de su entorno, la imaginación, la creatividad y el desarrollo del lenguaje.

¿Cómo lo podemos combinar con el Baby Sign Language?

El juego simbólico o de rol es fantástico para el desarrollo del lenguaje, el uso de signos y la expansión del vocabulario. Lo más interesante es que nos permitirá ejemplificar muchas rutinas diarias, que a su vez facilitarán su ejecución en el bebé.

- **Usar muñecas o peluches.** Si el momento de cambiar el pañal, peinar o vestir al bebé suele ser sinónimo de «complicado», puedes recurrir al uso de muñecas o peluches para representar y ejemplificar lo que vas a reproducir después con el bebé. Por ejemplo, puedes cepillarle los dientes al osito de peluche y después explicarle al bebé que le toca a él. Usar el signo con la muñeca o el peluche ayudará al bebé a entenderlo mejor y a hacer una asociación más clara al verlo en el cuerpo de otro. Además, si su edad se lo permite, puedes animarlo a que le cambie el pañal a una muñeca o le cepille el pelo para involucrarlo y hacerle protagonista de la tarea que queramos ejemplificar.
- **Usar animales para dar de comer.** Este juego puede convertirse en un momento perfecto para aprender signos y pasarlo muy bien juntos. Al alimentar a un animal de juguete, puedes introducir signos como «comer» o «más». Por ejemplo, mientras das de comer a un peluche con forma de león, puedes hacer el signo «comer» y luego pasar a ofrecer al bebé algo de comida, repitiendo el signo. Esto no solo le enseña el signo de manera

práctica, sino que también lo ayuda a hacer conexiones entre acciones y palabras, y a comprender la secuencia de manera divertida. También puedes animar al bebé a que participe activamente, dándole la oportunidad de alimentar al animal, lo que fomenta su autonomía y refuerza su comprensión del signo.

- **Simular una escena para trabajar las emociones.** La mayoría de las emociones que puede experimentar un niño pequeño tienen un signo que podemos enseñar. Por su propia maduración, a los bebés les es mucho más fácil entender las emociones cuando pueden observarlas en otra persona y cuando la expresión facial es muy evidente. Por ello, escenificar situaciones cotidianas, como una despedida o un reencuentro alegre, puede ser de gran ayuda para acompañarlo mejor en su desarrollo emocional. Podemos narrar una historia corta, por ejemplo que una muñeca se cae y se pone a llorar, pero enseguida su amigo el osito le ofrece un abrazo para que vuelva a estar contenta. En este ejemplo es clave que el adulto haga una representación clara con su expresión facial y lo acompañe con el signo «llorar» o «daño» y «abrazo» o «contento», de esta forma al bebé le será mucho más fácil entender y asociar la emoción con el signo.

Este tipo de juego no solo refuerza la identificación de emociones, sino que también fomenta la empatía y la comprensión de las emociones de los demás.

Juego de construcción

Este tipo de juego aparece alrededor del primer año de vida y va evolucionando con el paso del tiempo. Consiste en apilar objetos uno encima del otro montando una torre, hacer puzles (pueden empezar con 2 piezas y llegar a las 30 cuando tienen 3 años), alinear objetos como si formaran un tren, intentar construir casas o puentes...

Este tipo de juego favorece principalmente el desarrollo de la creatividad, la coordinación mano-ojo y el control corporal. Además también mejora la motricidad fina, la atención y la concentración, y potencia el razonamiento espacial.

¿Cómo lo podemos combinar con el Baby Sign Language?

El juego de construcción será perfecto para introducir signos relacionados con las acciones que realice el bebé o los objetos que emplee para construir. Podemos utilizar palabras con su signo correspondiente, como «construir», «alto», «más», «caer» u «otra vez».

También es un juego que permite introducir los signos de los colores.

Recuerda que los niños aprenden mejor a través de la observación y la participación activa, descubriendo el mundo mediante ensayos de prueba y error en vez de recibir instrucciones directas que reducen su creatividad.

Por ello, en el tiempo de juego compartido, te aconsejo que adoptes un papel de guía e intentes no interrumpir el juego buscando la buena ejecución de lo que el niño esté intentando hacer. Dar soporte cuando lo necesite, sin sustituir su esfuerzo y protagonismo, y celebrar sus pequeños éxitos serán clave para motivar a que el bebé busque la repetición.

Ten en cuenta que, **mediante el juego, los niños no solo mejoran las competencias cognitivas y del lenguaje, sino que también progresan en habilidades matemáticas** (como los conceptos numéricos y espaciales), en su desarrollo físico y su autonomía, y de forma continua potencian sus habilidades socioemocionales y de autorregulación, que son vitales para su bienestar.

CLAVES PARA EL JUEGO COMPARTIDO

- Deja que el bebé muestre interés, incluso que sea él quien guíe en lo que va a consistir el juego.
- Focaliza tu atención en el proceso. El juego es un espacio donde la prueba y el error son fundamentales, es importante que el resultado no sea un objetivo.
- El bebé necesita ratos de descanso, no es necesaria una estimulación constante.
- Dedica atención plena, el tiempo es importante, y las prisas y urgencias solo penalizarán el aprendizaje.

- Disfrutar, disfrutar y disfrutar de estar juntos; las primeras veces de su descubrimiento y asombro son mágicas, y el tiempo no vuelve. Así que estar juntos debe ser un placer en sí mismo.

¡A LEER!

La lectura es, por sí sola, una herramienta poderosa para el desarrollo intelectual y emocional de cualquier persona y a cualquier edad. Es una actividad que influye positivamente en la plasticidad neuronal, que es la capacidad que tiene el cerebro para cambiar y adaptarse como resultado de nuevas experiencias y aprendizajes. Por todo eso, **la lectura puede contribuir a mejorar la función cerebral, estimulando áreas clave como la memoria y la concentración,** y a mantener la salud del cerebro a largo plazo.

Seguramente habrás oído que las personas que hablan con claridad, de forma ordenada y que emplean un lenguaje rico suelen ser grandes lectores, y lejos queda la casualidad.

Leer aumenta la adquisición de vocabulario y mejora las habilidades lingüísticas; además, las historias y cambios en sus personajes permiten trabajar la empatía y las conductas sociales.

Puede que pienses que estos beneficios excluyen a los más pequeños. Déjame contarte que, a pesar de que los bebés o los niños pequeños no sepan leer, pueden obtener grandes ventajas de la lectura gracias a la práctica conocida como «lectura compartida». Esta actividad no solo expone al bebé a nuevas palabras y conceptos, sino que mejora su comprensión auditiva, su capacidad de atención, implementa la empatía y mejora el lazo adulto-bebé. De hecho, existe una relación directa entre la cantidad de lenguaje que los padres y madres utilizan al leer con sus hijos pequeños (entre el año y los dos años y medio) y las habilidades lingüísticas que estos habrán adquirido al empezar la escuela primaria.

La lectura del adulto para el bebé no solo enriquece su vocabulario expresivo, es decir, el número de palabras que será capaz de pronunciar de forma verbal, sino que también juega un papel crucial en el desarrollo integral de sus habilidades lingüísticas.

Ya lo decía Cicerón: «A hablar no se aprende hablando, sino leyendo». Y es que la exposición temprana y frecuente a la lectura fomenta una comprensión más profunda del lenguaje. A través de los cuentos, los bebés no solo aprenden palabras nuevas, sino que también mejoran su capacidad para comprender y, en un futuro, para formar oraciones y estructuras gramaticales complejas.

Además, la lectura en casa activa ciertas regiones cerebrales vinculadas al procesamiento del lenguaje y la función ejecutiva, lo que potencia el desarrollo neuronal y contribuye significativamente al desarrollo cognitivo y comunicativo a largo plazo.

¿Cómo debe realizarse para obtener todos los beneficios de la lectura compartida? Hay algunas características propias de la lectura compartida que hacen de esta una experiencia enriquecedora y permiten obtener los beneficios mencionados.

- **Lee todos los días, al menos 15 minutos.** Buscar un momento para leer puede convertirse en un espacio para estrechar vuestro vínculo a la vez que fomentáis el hábito lector. Ya que comenzamos con bebés menores de un año, es importante ser realistas respecto al tiempo que pueden mantener la atención. Puedes empezar poco a poco, dedicando unos pocos minutos, e ir ajustando la duración de la actividad en función del interés y el ritmo que marque el bebé. De esta forma será más fácil que la experiencia sea placentera y enriquecedora para ambos.
- **Genera interacción** tanto en libros en los que solamente aparezcan conceptos, como los conocidos Mis 50 primeras palabras, como en cuentos que presenten un hilo conductor y narren una historia.

  Los niños en edad preescolar desarrollan mejores habilidades lingüísticas cuando se les dan más oportunidades para anticipar la información durante la lectura compartida. Por ello es interesante combinar la lectura con dinámicas predictivas, por ejemplo, utilizar más pausas estratégicas para pedir a los niños que adivinen las próximas palabras o pedir que aventuren los próximos acontecimientos de la historia.

La capacidad de predicción forma parte del motor que impulsa el desarrollo del lenguaje en los primeros años de vida. Y vincula de forma causal la experiencia de lectura compartida con el vocabulario expresivo desde el primer año de vida.

- **Si notas que a tu bebé le gusta que le leas una y otra vez el mismo cuento, es fantástico.** La repetición de la historia lo ayuda a afianzar los conceptos y a anticiparse a cómo va a seguir la narración.

Esta capacidad de anticiparse está directamente relacionada con habilidades lingüísticas más avanzadas y con una mayor capacidad de comprensión lectora en un futuro. Así que, si el bebé quiere repetir el mismo libro veinte veces, recuerda que estás apoyando su desarrollo cerebral de manera significativa.

La aplicación del Baby Sign Language a los cuentos forma un tándem muy completo para el desarrollo del bebé. Entre otras ventajas, se ha visto que:

1. **Estimula el interés por la lectura**
   Utilizar signos durante la lectura puede hacer que la actividad sea más atractiva para el bebé, creando así una relación positiva hacia los libros y cuentos desde temprana edad.

2. Mejora la atención

Al combinar los signos con las palabras y las imágenes del cuento, los bebés tienen un estímulo visual y gestual que los ayuda a estar más atentos, a concentrarse mejor y a seguir la historia con más interés. Esto se debe a que los signos proporcionan claves visuales que captan y mantienen su atención.

3. Fomenta el aprendizaje

El uso de signos ayuda a los bebés a comprender mejor las historias y enriquece su vocabulario tanto gestual como verbal. Aprender signos y palabras juntos permite que los bebés asocien conceptos con acciones específicas, lo que facilita la adquisición de nuevo vocabulario.

Seleccionar el libro adecuado para cada etapa de desarrollo es clave para fomentar el amor por la lectura desde temprana edad. Como he explicado, **los libros no son solo una fuente de entretenimiento, sino también una herramienta clave para el desarrollo cognitivo y lingüístico de los niños.**

Si vas a buscar un cuento para tu bebé, encontrarás un mar de opciones distintas: con o sin desplegables, texturas, dibujos, imágenes reales, ¿cuál nos puede ayudar más? Aunque no existe una respuesta única y correcta para escoger un libro, en función de la edad del niño podemos intentar que cumpla una serie de características para maximizar el aprendizaje y asegurar una experiencia positiva.

De todas formas, no tomes estas recomendaciones como directrices rígidas, sino como una propuesta para introducir la lectura y los cuentos de forma agradable.

Para primeros lectores

Puedes empezar con libros grandes para facilitar la visualización de las imágenes y sus detalles.

Si tienen páginas de cartón, te será más fácil apoyar el libro en una mesa o en el suelo y que se mantenga abierto por la página que deseas, de forma que tendrás al menos una mano libre para realizar los signos de los conceptos que aparezcan de forma clara.

A pesar de que los libros grandes son fantásticos, también hay muchos libros para primeros lectores que tienen las páginas de cartón y que son mucho más pequeños; este tipo de libro ayudará a tu bebé a pasar las páginas con libertad y a manipularlo con autonomía.

Prioriza los cuentos que tengan imágenes realistas, que ayuden al bebé a hacer asociaciones con los elementos del mundo que lo rodea. Si eliges cuentos ilustrados, es mejor optar por aquellos con dibujos que se asemejen más a la realidad: al bebé le será más fácil relacionar una imagen de un gorrión con el tipo de pájaro que puede ver de camino al parque, y le resultará más complejo relacionarlo si el dibujo representa un pájaro azul. De todas formas, puedes incluir libros ilustrados, solo fíjate en que no te limitas a estos.

Los libros con texto breve contribuyen a mantener la atención del niño, y esto lo ayudará a concentrarse en las imágenes y en la interacción con el adulto. Además, los libros que incluyen texturas, desplegables o elementos táctiles fomentan la exploración sensorial y la curiosidad, y estimulan la percepción y el control de las manos y los dedos.

Listos para la narrativa

Cuando sientas que tu bebé está preparado, puedes dirigir el tipo de lectura a una forma más interactiva, dinámica y participativa, que incluya narrativa e hilo argumental en los acontecimientos.

Es importante invitar a los niños al diálogo durante la lectura para impulsar sus habilidades de expresión oral. Podemos optar por incluir pausas para comentar o argumentar lo que sucede en la historia, o plantear opciones sobre lo que podría ocurrir para estimular el pensamiento crítico, la memoria y la anticipación.

Formular preguntas sobre la trama o los personajes incita a los niños a reflexionar y a interactuar más con el contenido. No olvides que involucrar al niño en la historia le permite ser parte activa del cuento, lo que mejora su comprensión y retención del contenido leído.

Al hacer la transición de cuentos de palabras a cuentos con narrativa, ten en cuenta el momento y el proceso evolutivo del bebé. No hay una edad en la que se deba hacer este cambio, lo más probable es que puedas observar que su atención e interés en la actividad de la lectura ha aumentado. Siempre puedes combinar ambos tipos de libros e ir ajustando la duración y la profundidad de lectura en función de la respuesta del niño.

Leer a los niños es una forma sencilla y poderosa de potenciar el desarrollo del lenguaje, incluso durante la infancia.

Recuerda que, en ambos tipos de cuentos, puedes aprovechar para incluir el Baby Sign Language, fomentando que el bebé preste más atención a los elementos que desees resaltar, lo cual va a enriquecer más la experiencia, haciendo que los momentos de lectura sean educativos y divertidos.

¡A CANTAR!

Pocas actividades captan más la atención de los bebés que la música.

No solo me refiero a la melodía, sino a nuestro canto, a nuestra voz con diferentes ritmos y tonalidades.

La música es una pieza clave en el desarrollo integral del niño, involucra una amplia y variada red de áreas cerebrales y estimula estas estructuras: la corteza auditiva, encargada de procesar sonidos y distinguir tonos y ritmos; la corteza motora, implicada en el movimiento; el núcleo accumbens y la amígdala, vinculados a las emociones y el placer; las áreas de Broca y Wernicke, relacionadas con la producción y comprensión del lenguaje, y el hipocampo, centro gestor de la memoria. Todas ellas trabajan conjuntamente para permitir no solo la percepción y la respuesta emocional a la música, sino también la coordinación física y la memoria relacionada con esta.

Desde los primeros días de vida, los neonatos pueden diferenciar entre las melodías que escucharon mientras estaban en el vientre materno y aquellas completamente nuevas, y pueden responder de forma distinta. De hecho, se han observado cambios en los ritmos de succión en respuesta a la música que la madre escuchaba repetidamente durante la gestación.

De todas formas, quiero puntualizar que la activación cerebral y los beneficios asociados a la música no son exclusivos de algunos compositores, cantantes ni tipos de música. Así que no te preocupes si en lugar de Mozart escucháis *La vaca Lola,* el bebé no será ni más ni menos inteligente por eso.

Lo que sí es importante es que **las canciones son una herramienta fantástica para pasar un buen rato, para divertirse juntos y conectar con los más pequeños.** Y si además lo combinamos con el uso de signos, podemos potenciar aún más el desarrollo del lenguaje y la comunicación. Los signos acompañados de música y canto no solo enriquecen la experiencia auditiva del bebé, sino que también refuerzan su capacidad de asociar gestos con palabras de una forma interactiva y lúdica.

Debes tener en cuenta que cuando cantamos y usamos signos a la vez, no suele haber un contexto claro al que nos estemos refiriendo. Es decir, podemos cantar *Estrellita dónde estás* y utilizar el signo de «estrella», pero, a no ser que hayamos usado este signo con cuentos e imágenes o le hayamos enseñado las estrellas del cielo, el bebé no hará la asociación del concepto «estrella» porque no verá ninguna estrella cuando cantemos la canción. Y si recuerdas, una de las cinco claves del éxito es usar el signo en un contexto claro.

Entonces, ¿qué hacemos? No te preocupes, para que el bebé haga una buena asociación palabra –signo– significado y construya de forma correcta el «triángulo de oro», debemos aplicar esta norma: **a mayor variabilidad de contextos, mayor oportunidad de aprendizaje.** Esto significa que, si usamos el signo «estrella» cuando cantamos, leemos cuentos, jugamos con piezas que tengan este formato y miramos las estrellas del cielo, tenemos muchísimas más probabilidades de que el bebé entienda el concepto «estrella» y pueda usarlo cuando lo necesite.

A su vez, esta falta de contexto en las canciones nos permite ser más flexibles e incorporar gestos genéricos, como aplaudir, mover las manos de forma rítmica, incorporar algún gesto o movimiento que indique la propia canción (por ejemplo, agacharse o saltar). Este enfoque ofrece la libertad de enriquecer el momento de cantar con el bebé con acciones que fomentan la coordinación y la percepción sensorial, al tiempo que mantienen la atención y el interés, y animan al niño a participar de manera activa.

Es importante saber que el uso de signos en las canciones debe ir bajo el paraguas de una serie de directrices que aseguren la buena praxis.

Qué hacer

1. Claridad
Siempre realiza los signos de manera clara y correcta. Por ejemplo, si estás usando el signo «más», asegúrate de que tus movimientos sean precisos y fáciles de seguir para el bebé.

2. Palabra y signo siempre de la mano
Realiza el signo en el momento en el que pronuncias la palabra correspondiente. Esto ayudará al bebé a hacer la asociación del signo con la palabra correcta y evitar confusiones. Es decir, si la canción dice «Estrellita, ¿dónde estás?», el signo debe hacerse con la palabra «estrellita» y no con el resto de la frase.

Qué no hacer

1. Menos es más

Si la canción es muy rápida o tiene muchas palabras seguidas, es mejor reducir el número de signos en lugar de intentar usar uno para cada palabra. De esta forma podremos mantener la claridad de los signos y evitar confusiones. Usar muchos signos seguidos tiene el riesgo de que acaben solapándose debido a que hagamos el signo poco claro, rápido e incluso de forma errónea.

2. No es necesario signar cada palabra

Si en la canción hay palabras para las que no conoces el signo, no te preocupes. Céntrate en las palabras clave que conoces y que son significativas dentro de la canción.

Estas prácticas aseguran que la experiencia sea tanto educativa como entretenida, animando al bebé a participar activamente mientras cultivamos un momento especial y de conexión entre ambos.

¡Vamos a cantar!

Y ya para finalizar, me gustaría regalarte una canción muy popular y que les suele encantar a todos los bebés. Es perfecta para usarla como una de tus primeras canciones, puesto que la melodía es alegre y la letra muy sencilla, lo que ayudará a captar la atención del bebé. ¡Espero que la disfrutes!

Debajo un botón

Debajo un botón-tón-tón
que encontró Martín-tín-tín,
había un ratón-tón-tón,
ay, qué chiquitín-tín-tín.
Ay, qué chiquitín-tín-tín
era aquel ratón-tón-tón
que encontró Martín-tín-tín
debajo un botón-tón-tón.

¿Cómo puedo seguir aprendiendo?

Si has llegado hasta aquí, ¡felicidades! Ya has aprendido todo lo necesario sobre Baby Sign y estás listo para embarcarte en esta maravillosa aventura de comunicación temprana con tu peque. Pero ¿qué pasa si después de probarlo quieres seguir aprendiendo más y más? ¡Tenemos la solución perfecta para ti!

En nuestra página web, **hemos creado The Baby Sign Hub,** la plataforma online más completa para que sigas aprendiendo vocabulario y nuevas herramientas para llevar la comunicación con tu bebé al siguiente nivel.

¿QUÉ ENCONTRARÁS EN EL HUB?

- **Diccionario-Buscador:** podrás encontrar el signo de una palabra específica de forma rápida y en el momento preciso que lo necesites. Tendrás más de trescientas palabras al alcance de tu mano sin tener que buscar y rebuscar en internet.

- **Curso de ampliación:** agrupamos el vocabulario por temáticas con un apartado dedicado a la práctica de cada una de estas para ayudarte a aprender y afianzar nuevos grupos de palabras. Incluye nueve categorías: comida, animales, familia, colores, ropa, naturaleza, juegos, transportes y emociones.

- **Canciones:** sabemos que aprender es más divertido con música y con las canciones podrás practicar muchísimos signos y disfrutar mientras cantas con tu peque.

- **Talleres especiales:** para ampliar el uso del Baby Sign y sacar el máximo provecho mientras tu bebé crece, tendrás a tu disposición talleres para tratar temas sobre la retirada del pañal o cómo manejar la frustración y las rabietas con Baby Sign.

- **Facilidad de aprendizaje y acceso a tu ritmo:** queríamos que aprender Baby Sign fuera tan fácil como seguir una receta de tres ingredientes. Por ello todo está organizado de manera clara, con recursos fáciles de entender y aplicar. Podrás ir avanzando a tu propio ritmo y a medida que la evolución de tu peque lo requiera.

Cuando estéis listos para continuar aprendiendo y disfrutar de todos los beneficios que el Baby Sign puede ofrecerte a ti y a tu bebé, The Baby Sign Hub será tu gran aliado. No dudes en visitar nuestra página web mediante el código QR y unirte a nuestra comunidad.

¡Nos vemos allí y deseo que disfrutes del maravilloso mundo del Baby Sign!

Agradecimientos

Mi primer agradecimiento es, sin lugar a dudas, para Jordi. Sé que sin él este proyecto no habría sido posible; sin su apoyo incondicional, sin sus esfuerzos para llenar los espacios a los que yo no llegaba, jamás podría haber escrito este libro.

A Martina, por su dulzura y empatía, por descubrir juntas el mundo del Baby Sign y regalarme tantos momentos de complicidad y enseñarme a trabajar hacia una mejor versión de mí misma. A Victoria, por su alegría y perseverancia constantes, por darme la oportunidad de redescubrir la maternidad, compartir con todos tu forma de disfrutar de la vida y ayudarme a dar el paso al emprendimiento. A Leo, nuestro chiquitín, que a escrito conmigo este libro de principio a fin.

Gracias a mi familia, a mi padre y a mi hermana, por apoyarme y darme soporte en mis momentos de dudas y vivir mis alegrías como vuestras.

Gracias a todas las familias que han confiado y apoyado mi labor profesional. Gracias por formar parte de este viaje, por los vídeos de vuestros pequeños devolviendo signos y todas las anécdotas que me contáis sobre lo maravilloso que ha sido descubrir esta herramienta.

Gracias a Cristina por hablarme del Baby Sign Language durante mi reciente maternidad.

Gracias a Ana por la confianza, y a mi editora, Sara, gracias por la oportunidad que, junto con Penguin Random House y Roca Editorial, me habéis dado para plasmar todo mi conocimiento en el libro que quería escribir.

Gracias a los profesores de la cátedra en Neuroeducación de la Universidad de Barcelona, en especial a Marta Ligioiz, por su cariño y dedicación para resolver mis dudas. Y también a David Bueno, Alba Padró y Nazareth Olivera por dedicar parte de su tiempo en leer y valorar *¡Por fin mamá me entiende!*

Y gracias a ti, que tienes este libro en tus manos, gracias por confiar en el potencial de tu bebé y querer conocer más sobre el Baby Sign de mi mano.

Bibliografía

Acredolo L. y S. Goodwyn, «Symbolic gesturing in normal infants», *Child Development*, 59(2):450-66, abril de 1988. PMID: 2452052.

Bueno, David, *Educa tu cerebro,* Barcelona, Grijalbo, 2024.

——, *Neurociencia para educadores. Todo lo que los educadores siempre han querido saber sobre el cerebro de sus alumnos y nunca nadie se ha atrevido a explicárselo de manera comprensible y útil,* Barcelona, Octaedro, 2017.

Chen, X., J. Yu y R. Wang, «Reading fiction improves social cognition. The role of the default mode network», *Brain Connectivity,* 10(9), 2020, pp. 461-468.

Cunningham, A. E., «Vocabulary growth through independent reading and reading aloud to children», en E. H. Hiebert y M. L. Kamils, eds., *Teaching and learning vocabulary.*

Bringing research to practice, Nueva Jersey, Lawrence Erlbaum Associates, 2005, pp. 45-68.

Custodio, Nilton y María Cano-Campos, «Efectos de la música sobre las funciones cognitivas», *Revista de Neuro-Psiquiatría*, 80(1), 60-69, 2017.

Flack, Zoe, Andy P. Field y Jessica S. Horst, «The effects of shared storybook reading on word learning. A meta-analysis», *Developmental Psychology*, 54(7), marzo de 2018.

Góngora, Ximena y Chamarrita Farkas, «Infant sign language program effects on synchronic mother-infant interactions», *Infant Behavior and Development*, 32, 2, 2009, pp. 216-225, ISSN 0163-6383.

González Victoriano, Rafael y Andrea Hornauer-Hughes, «Cerebro y lenguaje», 25, pp. 143-53, 10.5354/2735-7996.2014.72878, 2014.

Goodwyn, Susan W. y Linda P. Acredolo, «Symbolic gesture versus word: is there a modality advantage for onset of symbol use?», *Child Development*, 64, pp. 688-701, 1993.

Goodwyn, Susan W., Linda Acredolo y Catherine Brown, «Impact of Symbolic Gesturing on Early Language Development», *Journal of Nonverbal Behavior*, 24, pp. 81-103, 10.1023/A:1006653828895, 2000.

Guerri, Marta, «La corteza cerebral. Áreas motoras, de asociación y del lenguaje», Psicoactiva.com, 26 de octubre de 2016, <https://www.psicoactiva.com/blog/la-corteza-cerebral-areas-motoras-asociacion-del-lenguaje/>.

Jeong J, Franchett EE, C. V. Ramos de Oliveira, K. Rehmani y A. K. Yousafzai, «Parenting interventions to promote early child development in the first three years of life: A global systematic review and meta-analysis», *PLOS Medicine*, mayo de 2021, 10;18(5):e1003602. DOI: 10.1371/journal.pmed.1003602. PMID: 33970913; PMCID: PMC8109838.

Marchman, V. A. y A. Fernald , «Speed of word recognition and vocabulary knowledge in infancy predict cognitive and language outcomes in later childhood», *Developmental Science*, mayo de 2008, 11(3):F9-16. DOI: 10.1111/j.1467-7687.2008.00671.x. PMID: 18466367; PMCID: PMC2905590.

Namy, Laura, Linda Acredolo y Susan Goodwyn, «Verbal labels and gestural routines in parental communication with young children», *Journal of Nonverbal Behavior*, 24, pp. 63-79, 2000, 10.1023/A:1006601812056.

Vallotton, Claire, «Infant signs as intervention? Promoting symbolic gestures for preverbal children in low-income families supports responsive parent-child relationships», *Early Childhood Research Quarterly*, 27, 2012, pp. 401-415. 10.1016/j.ecresq.2012.01.003.

Vallotton, Claire, «Signs of emotion: what can preverbal children "say" about internal states?», *Infant Ment Health Journal*, mayo de 2008, 13;29(3):234-258. DOI: 10.1002/imhj.20175. PMID: 19750136; PMCID: PMC2742424.

Vallotton, Claire y Catherine Ayoub, «Symbols build communication and thought: the role of gestures and words in the development of engagement skills and social-emotional concepts during toddlerhoo», *Social Development*, 19, 2010, 601-626. 10.1111/j.1467-9507.2009.00549.x.

Wang, S., O. J. L. Tzeng y R. N. Aslin RN, «Predictive brain signals mediate association between shared reading and expressive vocabulary in infants», *PLOS One,* 17(8), agosto de 2022.

Yogman, M., *et al.*, «The power of play. A pediatric role in enhancing development in young children», *Pediatrics,* 142(3), septiembre de 2018.